려닝 바이블

러닝 바이블

박지혜, 함연식 지음

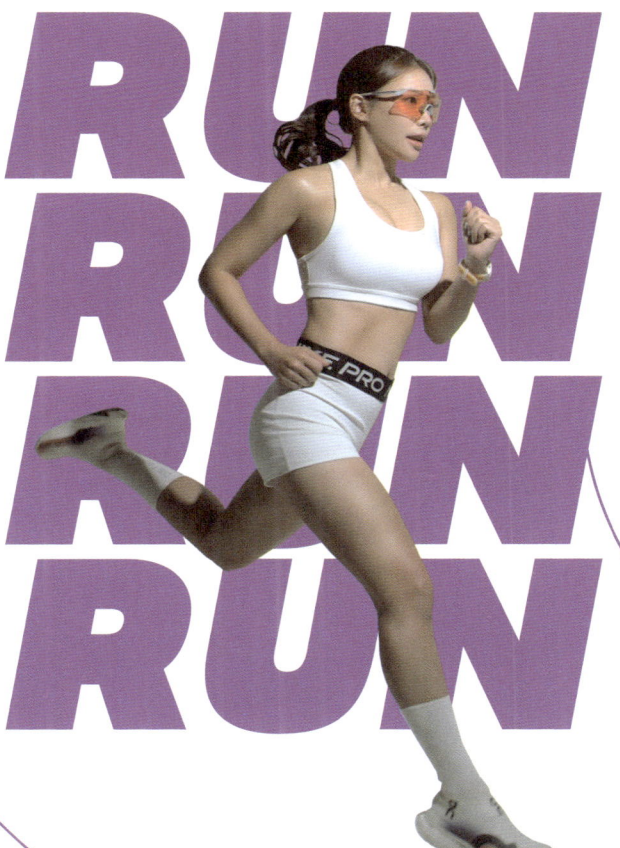

중앙books

들어가며

지금 대한민국은 러닝 붐

2024년부터 대한민국에서는 러닝 열풍, 이른바 '러닝 붐'이 일었다. 러닝을 즐기는 사람들이 급격히 늘어나면서 각종 마라톤 대회는 순식간에 매진되고, 러닝 관련 용품 시장도 급성장했다. 한국섬유산업연합회에 따르면 2024년 국내 운동화 시장 규모는 약 4조 원, 그중 러닝화가 1조 원을 차지했다. 배달의 민족이 주최한 '배민 장보기 오픈런'은 참가 티켓이 단 60초 만에 매진되었고, 행사 홈페이지에는 8만 명이 넘는 방문자가 몰렸다. 그야말로 러닝이 대한민국을 뒤흔들었다고 해도 과언이 아니다. 그렇다면 왜 갑자기 이토록 많은 사람들이 달리기 시작한 걸까? 러닝 열풍의 이유를 다섯 가지로 정리해 봤다.

1. 건강과 체력 증진에 대한 관심 증가

코로나19 이후 건강에 대한 경각심이 커지면서, 규칙적인 운동을 통해 면역력을 높이고 체력을 기르려는 사람들이 늘었다. 특히 스트레스 해소와 정신 건강에도 도움이 되는 유산소 운동으로 러닝이 각광받고 있다.

2. 진입 장벽이 낮은 운동

러닝은 특별한 장비나 시설이 필요하지 않다. 운동복과 러닝화만 있으면 언제 어디서든 달릴 수 있다. 고물가 시대에 비용 부담 없이 즐길 수 있는 몇 안 되는 스포츠 중 하나라는 것도 인기의 이유다. 시간과 장소의 제약이 적다는 것도 러닝의 장점이다. 헬스장처럼 정해진 공간에 가야 하는 운동과 달리 동네 공원이나 집 앞 도로에서도 충분히 달릴 수 있다.

3. MZ 세대가 만든 '소셜 러닝' 문화

혼자 뛰는 운동이라는 고정관념도 깨지고 있다. MZ 세대를 중심으로 '러닝 크루' 문화가 확산되면서 함께 뛰는 즐거움을 찾는 사람들이 많아졌다. SNS에서 '#러닝크루'나 '#러닝' 같은 해시태그를 검색하면, 수많은 사람들이 자신의 러닝 경험을 공유하고 있는 걸 볼 수 있다. 소속감을 느낄 수 있고, 서로 응원하며 목표를 달성하는 재미도 더해졌다.

4. 코로나19 이후 야외 운동 선호도 증가

코로나19 동안 실내 운동이나 단체 운동이 제한되면서, 많은 사람들과 함께할 수 있는 야외 운동이 주목받게 됐다. 이는 자연스럽게 러닝 인구의 증가로 이어졌다.

5. 다양한 러닝 이벤트와 마라톤 대회의 인기

각종 브랜드와 지자체가 주최하는 마라톤 대회, 이색 러닝 행사도 러닝 열풍을 키운 요인 중 하나다. 한때 러닝이 중장년층의 운동이라는 인식이 강했지만, 최근에는 젊은 세대가 적극적으로 참여하면서 러닝 문화가 더욱 활력을 띠고 있다. 그래서 젊은 세대들을 겨냥한 다양한 러닝 이벤트와 대회가 생겨나면서 대한민국의 러닝 붐을 일으켰다.

대한민국 러너들의 특징과 목표

과거에는 기록 단축과 마라톤 완주를 주된 목표로 삼았다면, 현재 대한민국 러너들은 러닝을 통해 건강을 유지하고, 색다른 경험을 체험하며, 커뮤니티와 소통하는 것을 중요하게 여긴다. 러닝이 단순한 운동을 넘어 하나의 라이프스타일로 자리 잡고 있는 것이 대한민국 러너들의 특징이다.

대한민국 MZ 세대 중심에는 '러닝 크루' 문화가 있다. 단순히 혼자 달리는 것이 아니라 소셜 러닝을 선호한다. 소·대규모 러닝 크루를 통해 함께 달리며 동기부여를 받고, 인스타그램 등 소셜미디어에 커뮤니티 활동의 일상을 공유하는 것이 트렌드다. 이렇게 다 같이 달리는 것에 즐거움을 느낀 러너들은 기록보다는 '즐기는 러닝'에 집중한다. 이들은 다양한 러닝 이벤트와 마라톤 행사에 참여하며 색다른 경험을 추구한다. 또한, 러닝 패션과 기어에 관심이 많아지면서 기존에 러닝을 즐기던 사람들뿐만 아니라 새롭게 러닝을 즐기는 사람들이 많다. 러닝화, 기능성 의류, 스마트워치 등의 기술이 발전하면서 패션과 기술이 접목된 러닝 용품에 대한 관심이 높아지고 있다.

가볍게 러닝을 하던 사람들은 어느새 러너스 하이 runner's high (달리기 애호가들이 느낄 수 있는 도취감)를 경험하며 새로운 도전을 시도하고, 끊임없이 목표를 확장한다. 처음엔 가볍게 시작했지만 점점 10km, 하프마라톤, 풀코스 마라톤 완주를 목표로 잡게 되고, 이후에는 해외 마라톤(보스턴, 도쿄, 베를린 등) 참가를 목표로 삼는 러너들도 많아지게 되었다. 기록 목표뿐만이 아니라 색다른 코스 러닝(제주 올레길 마라톤, 한강 야간 러닝, 트레일 러닝) 등을 경험하게 되면서 여행과 결합된 체험으로 확장하는 유형도 많아졌다.

이러한 대한민국 러너들의 특징에 따라 유형을 3가지로 나눌 수 있다. 속도와 기록 향상을 목표로 갖는 '기록 단축형'과 체력 유지와 꾸준한 습관을 목적으로 하는 '건강 관리형', 그리고 함께 즐기며 새로운 경험을 추구하는 '동호회 활동형'이다. 이들은 러닝 스타일에 따라 목표와 활동을 달리 설정한다. 이처럼 각자의 목적에 맞게 러닝을 즐기는 러너들로 인해 대한민국 러닝이 다양한 스타일로 확장되는 것을 볼 수 있다.

대한민국 러너들의 유형 3가지

유형	기록 단축형	건강 관리형	동호회 활동형
별명	퍼포먼스 러너	웰니스 러너	소셜 러너
목표	더 빠르게, 더 멀리! 개인 기록 경신	꾸준한 운동으로 건강 유지, 체력 증진, 다이어트	러닝을 통해 새로운 사람들과 어울리고 즐거운 경험 쌓기
특징	• 5km, 10km, 하프마라톤, 풀코스 마라톤 등 공식 대회 참가를 목표로 훈련 • 러닝 폼, 페이스 전략, 심박수 기반 훈련 등 과학적인 훈련법을 적용 • 트랙 훈련, 인터벌 러닝, 언덕 훈련 등 전문적인 훈련 패턴을 따름 • 훈련 데이터를 분석하고 가민, 애플워치, 스트라바(STRAVA) 같은 러닝 앱을 적극 활용 • 최신 러닝화, 기능성 웨어 등 러닝 기어에도 관심 많음 • 목표 예시: "10km를 45분 안에 완주", "하프마라톤 1시간 30분대 진입"	• 속도보다 지속성을 중요하게 생각함 • 하루 3~5km 가벼운 조깅을 즐기며, 러닝 후 요가, 스트레칭, 명상 등과 병행 • 체중 감량, 심폐지구력 향상, 혈압·혈당 관리 등의 건강 목적이 큼 • 페이스보다는 러닝 환경과 분위기를 더 중요하게 생각함 • 예쁜 러닝 코스(한강, 석촌호수, 제주 올레길 등)에서 힐링 러닝을 즐김 • 목표 예시: "일주일에 3번 이상 5km 러닝", "체지방 5% 감량"	• 기록보다는 러닝을 통한 소통과 경험을 중시 • '러닝 크루', '러닝 동호회'에서 함께 달리며, 끝나고 함께 브런치나 커피를 즐김 • 러닝 패션과 스타일에도 관심이 많음(예쁜 러닝룩, 개성 있는 러닝화) • 새롭고 특별한 러닝 이벤트에 적극 참여(야간 러닝, 테마 러닝 등) • 목표 예시: "새로운 러닝 크루에 가입해서 함께 달리기", "재미있는 러닝 이벤트 3개 이상 참가"
활동	• 러닝 크루 '기록단축반'(예: sub3, sub4 마라톤 목표) • 트랙 러닝 모임(예: 탄천 러너스, 한강 스피드 러너스) • 각종 대회 참가(예: 서울마라톤, JTBC 서울마라톤, 춘천마라톤 등)	• 다이어트 & 건강 관리 목적의 러닝 모임 • 스트레칭 & 요가와 결합된 러닝 프로그램 (예: "러닝 & 필라테스") • 앱을 활용한 러닝 챌린지(예: 나이키 런 클럽, 아디다스 러닝 챌린지)	• 러닝 크루 활동(예: 아식스 프론티어, 서울 나이키 러닝 클럽) • 테마 러닝 이벤트(예: 미드나잇 런, 컬러 런, 발렌타인 러닝) • 기업 & 브랜드 협업 러닝 행사(예: 배민 장보기 오픈런, 무신사 러닝 클럽)

차례

들어가며 … 04

PART 1 러닝을 시작하기 전에

01 나에게 맞는 러닝 목표 설정법 … 21
목표 설정의 핵심은 '페이스 감각' … 22
- 10km 목표 설정 방법 … 23
- 풀코스(42.195km) 목표 설정 방법 … 24
- 오버페이스의 기준 정하기 … 25

02 러닝의 기본 원리 … 27
관절 및 근육 활용하기 … 27

러닝에 적합한 하체 관절의 사용법과 각도	30
• 고관절, 러닝에서 가장 먼저 움직여야 할 부위	30
• 무릎 높이와 페이스의 관계	32
• 이상적인 골반 각도	33
• 밀어내지 말고 들어 올려라	37
러닝에서 상체 포지션	41
러닝에 최적화된 힘 사용법	44
• 힘을 빼고 쓰는 포인트 실전 연습	47
러닝 호흡법	48
• 코 vs 입	48
• 잘못된 호흡 패턴 교정하기	49
• 소리로 구분하는 러닝에 우월한 호흡 패턴	50
• 러닝에서 복식호흡을 하는 이유	51

03 대한민국 날씨에 맞춘 러닝 전략   54
- 봄과 가을(영상 7~23도)   54
- 여름(영상 23도 이상)   55
- 겨울(영상 7도 이하)   55

★ 러닝을 위한 필수 장비   57

PART 2　대한민국 러너들을 위한 맞춤형 훈련법

01　10km 완주부터 시작하기 　　　　　　　　　　　　　　69

02　풀코스(42.195km) 기록 단축하기 　　　　　　　　　74

03　바쁜 직장인을 위한 짧고 효과적인 러닝 루틴 　　　82
　• 아침에 하는 훈련법 　　　　　　　　　　　　　　　　82
　• 저녁에 하는 훈련법 　　　　　　　　　　　　　　　　83
　• 주말에 하는 훈련법 　　　　　　　　　　　　　　　　84

★ 러너들이 잘못 알고 있는 러닝 상식 TOP 3 　　　　　　85

PART 3　러닝 자세의 정석

01　올바른 러닝 자세 　　　　　　　　　　　　　　　　91
　• 착지 동작 이해하기 　　　　　　　　　　　　　　　　91
　• 러닝에서 11자와 일자 착지의 차이점 　　　　　　　　93

충격 완화를 위한 무릎 각도 　　　　　　　　　　　　　95

러닝에서 종아리와 발목 사용법   99
- 러닝에서 종아리 근육이 발달하면 좋을까?   99
- 의식적으로 사용 비율을 조절할 수 있다   100
- 종아리가 딱딱하다면 이미 과사용 상태다   102
- 러닝에서 발가락은 어떻게 사용할까?   102
- 러닝에서 발목 각도   104
- 발목 킥 사용하는 방법   105

L자 발목 고정이 주는 러닝 효과   106
- 워킹과 러닝에서 킥 방법   107

팔치기   109
- 팔치기의 위치   110
- 팔치기의 이상적인 앞뒤 궤적   111
- 정자세에서 팔치기 연습하기   113
- 팔치기할 때 중요한 손 모양   114
- 경량 팔치기   115
- 경량 팔치기 반복 연습   116
- 견갑골을 고정하는 방법   117

러닝에 적합한 케이던스와 보폭   118
- 케이던스 기준점 잡기   119

02 러닝에서 체중의 중요성   122
- 러닝의 적정 체중   122
- 러닝에서 중요한 경량화   124

PART 4 러닝의 적, '부상' 방지법

★ 러닝 부상 셀프 체크리스트   128

01 대한민국 러너들이 자주 겪는 부상 유형 & 대처법   130

02 부위별 부상 예방 스트레칭   136

무릎 부위   136
- 대퇴근막장근 스트레칭(Standing IT Band Stretching)   137
- 쿼드 스트레칭(Quad Stretching)   138

정강이·종아리 부위   140
- 스위핑 햄스트링 스트레칭(Sweeping Hamstring Stretching)   140
- 앵클펌프 스트레칭(Ankle Pumps Stretching)   142

발목 부위   143
- 발목 회전 스트레칭(Ankle Circles)   144
- 매트 위 걷기 스트레칭(Marching on the Mat)   145

엉덩이 및 햄스트링 부위   147
- 싱글 레그 데드리프트 스트레칭(Single-Leg Deadlift Stretch)   147

고관절 부위 — 149
- 앞뒤 레그 스윙(Front-to-Back Leg Swings) — 150
- 좌우 레그 스윙(Side-to-Side Leg Swings) — 151
- 힙 힌지 스윙(Hip Hinge Swing) — 152
- 딥 스쿼트 리치 & 스윕(Deep Squat Reach & Sweep) — 154

허리 부위 — 156
- 다운독(Downdog) — 156
- 사이드 리치 & 토 터치(Side Reach & Toe Touch) — 158

장요근 부위 — 159
- 딥 런지 스트레칭(Deep Lunge Stretch) — 160
- 스탠딩 니 리프트 & 홀드(Standing Knee Lift & Hold Stretch) — 161

PART 5 러너를 위한 영양과 회복 관리

01 대한민국 러너들을 위한 식단 노하우 — 167
- 평상시와 러닝 후 — 167
- 대회 1~2주 전 — 167
- 대회 1일 전~대회일 — 171

02 러닝 전후 필수 보충제와 수분 섭취법   172
- 평상시 섭취   173
- 대회 중 섭취   174

03 러닝 전후 부상 방지와 빠른 회복을 위한 관리 방법   177
- 러너의 근육 관리   177
- 셀프 관리 방법   178
- 전문가의 도움을 받는 방법   179

PART 6 러닝 멘탈 관리 & 동기부여

01 대한민국 러너들의 러닝 슬럼프 요인   183
- 신체적 요인   184
- 심리적 요인   185
- 환경적 요인   186

02 대한민국 러너들의 러닝 슬럼프 극복법   188
- 훈련 조정   189
- 마인드셋   190
- 새로운 자극   191

03 기록 향상을 위한 심리적 전략　　　　　　　　**193**
- 목표 설정　　　　　　　　**193**
- 멘탈 트레이닝　　　　　　　　**194**
- 마인드 컨트롤　　　　　　　　**196**
- 실전 기술　　　　　　　　**197**

부록

부록 1　대한민국의 러닝 크루　　　　　　　　**202**
부록 2　국내 및 해외 마라톤 대회　　　　　　　　**214**
부록 3　페이스 차트　　　　　　　　**238**

PART 1

러닝을 시작하기 전에

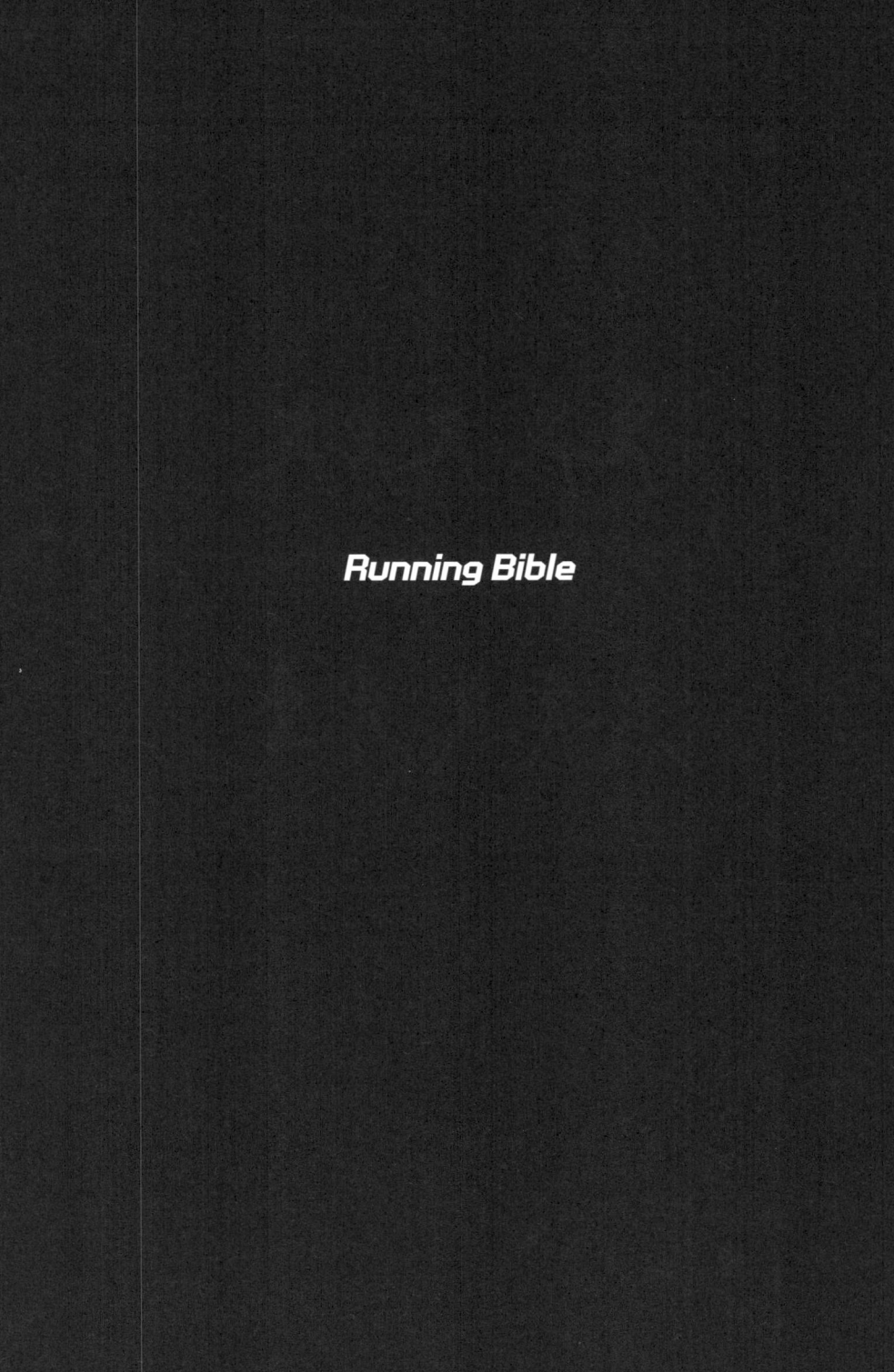

01

나에게 맞는
러닝 목표 설정법

달리기를 시작해야지 생각하면 보통 '그냥 뛰자'는 마음으로 시작한다. 하지만 달리기를 오래, 꾸준히, 그리고 즐겁게 이어가고 싶다면 조금 더 구체적인 '나만의 러닝 목표'를 정해보자. 목표가 없는 러닝은 쉽게 흥미를 잃고 중단되기 쉬운 반면, 뚜렷한 목표가 있으면 러닝의 방향이 분명해지고, 힘들 때도 포기하지 않을 이유가 생긴다.

러닝 목표는 크고 거창할 필요가 없다. 예를 들어 '일주일에 3일 3km씩 달리기', '체중 3kg 감량', '10km 완주 도전'처럼 나에게 의미 있는 작은 목표부터 시작하면 된다. 점차 경험이 쌓이고 체력이 올라가면서 자연스럽게 10km, 하프, 풀코스 마라톤까지 목표를 확장할 수 있다.

러닝 목표를 정하는 가장 큰 이유는 자신의 성장 과정을 확인할 수 있기 때문이다. 처음에는 1km도 벅차던 몸이 한 달 뒤 5km를 거뜬히 완주하는 변화를 경험하게 되면, 러닝은 단순한 운동이 아니라 성취의 도구가 된다. 또 하나 중요한 점은, 부상을 예방할 수 있다는 것이다. 목표 없이 무작정 달리다 보면 과도한 운동으로 부상을 입기 쉽고, 준비가 부족한 상태에서 레이스에 참여하면 체력 부족으로 고생할 수 있다. 적절한 목표 설정은 그 자체로 안전하고 건강한 러닝을 할 수 있게 만드는 전략이다.

목표 설정의 핵심은 '페이스 감각'

러닝의 훈련 성과를 높이기 위해서는 나만의 적정 페이스(km당 4~7분 내외)를 정하는 것이 가장 중요하다. 러너 개개인의 체력, 컨디션, 운동 습관이 모두 다르기 때문에 동일한 훈련도 각자에 맞는 강도와 속도로 조절해야 한다. **무엇보다 러닝 목표 설정은 오버트레이닝을 방지하는 가장 효과적인 방법이기도 하다.**

오버트레이닝은 근육과 관절의 피로가 누적되어 러닝을 지속할 수 없게 만드는 대표적인 리스크다. 자칫하면 장기간의 러닝 중단으로 이어지며, 성취보다는 회복에 더 많은 시간을 쓰게 될 수 있다.

그럼 지금부터 러너들이 자주 설정하는 10km와 풀코스 마라톤 기준의 목표 설정 방법을 구체적으로 살펴보겠다.

10km 목표 설정 방법

10km는 러닝 입문자가 처음으로 도전하기 좋은 거리이자 많은 러너들이 기록 단축의 목표를 세우는 기준 거리다. 아래는 자신의 페이스를 객관적으로 측정하고, 합리적인 10km 목표 기록을 설정하는 방법이다. 아래 방법을 통해 본인의 10km 목표 기록을 설정해보자.

① '1km 기록 테스트'를 통해 본인의 최고 속도를 측정한다.
→ 컨디션이 좋은 날에 스톱워치나 시계로 시간을 측정하며, 1km를 전력으로 달려본다.
② 측정된 기록에 25초를 더한다.
→ 예를 들어, 1km 기록이 5분이라면, 1km 목표 페이스는 5분 25초다.

> 정리) 1km를 전력 질주해 기록을 측정한 결과 5분이 나왔다면, 여기에 25초를 더한 5분 25초 페이스로 10km 마라톤 목표 기록을 설정할 수 있다. 10km 마라톤 예상 기록은 54분 10초이다. (오차범위 ±2분)

위 방법에서 나온 페이스는 10km 훈련 시 달려야 할 '적정 페이스'다. '1km 기록 테스트'를 통해 산출한 목표 페이스는 훈련의 기준점이 되며, 페이스 감각을 기르는 데 도움이 된다. 이는 부상 위험을 줄여주고 목표 기록에 가까운 결과를 만들어준다. 이제부터 목표 페이스를 기준으로 달리는 습관을 들여보자.

풀코스(42.195km) 목표 설정 방법

풀코스 마라톤은 단순히 거리만 늘리는 것이 아니라 기록 전략, 체력 분배, 장기 훈련이 요구되는 경기다. 10km 기록만으로 풀코스 목표를 바로 설정할 수는 없지만, 좋은 기준점이 되어준다. 아래 방법을 통해 본인의 풀코스 목표 기록을 설정해보자.

① 본인의 10km 최고 기록을 1km당 페이스로 나눈다.
→ 10km 완주 기록이 50분이라면 1km 페이스는 5분이다.
② 해당 기록에 20초를 더한 페이스가 나의 마라톤 예상 페이스다.
→ 풀코스 마라톤의 예상 페이스는 5분 20초/km로, 예상 완주 기록은 약 3시간 45분이다.

즉, 10km를 전력으로 달렸을 때 나온 기록을 기준으로 1km 페이스를 계산하고, 여기에 20초를 더하면 자신의 마라톤 예상 페이스가 된다.

> 정리) 10km를 50분에 완주했다면, 1km당 페이스는 5분이다. 여기에 20초를 더한 5분 20초가 풀코스 예상 페이스가 되며, 이 속도로 달릴 경우 예상 완주 시간은 약 3시간 45분이다. (오차범위 ±2분)

그러나 10km를 완주했다고 해서 즉시 풀코스를 완주할 수 있는 것은 아니다. 이는 약 100일 이상 꾸준히 풀코스 훈련을 진행했을 때를 전제로 한 예상 기록이다. 전력으로 10km를 달리는 것과 같은 페이스로 42.195km를 유지하는 것은 전혀 다른 이야기이기 때문이다.

예를 들어, 10km를 50분에 달리는 러너가 풀코스를 3시간 45분에 완주할 수 있다고 기대하는 것은 무리한 목표일 수 있다. 그 이유는 풀코스 목표 설정을 정할 때의 10km 기록은 최선을 다한 속도이며, 풀코스는 그 속도를 네 번 연속 반복해야 하는 경기이기 때문이다.

오버페이스의 기준 정하기

러닝에서 가장 조심해야 할 것이 바로 오버페이스 over pace 다. 오버페이스란 자신의 최대 스피드 한계치를 넘어서 달리는 것을 말한다. 일시적으로는 빠르게 달리는 것 같지만 장거리에서는 오히려 부상과 탈진을 불러온다. 오버페이스일 때 나타나는 현상으로는 몸의 움직임이 급격하게 느려지거나, 근육이 뻣뻣하게 굳거나, 체력이 급격하게 소진되어 더 이상 달릴 수 없게 됨 등이 있다. 이러한 상태를 피하려면, 본인이 설정한 페이스가 과도한지, 적절한지 반드시 점검하자. 아래 기준을 참고하여 자신의 목표가 무리인지, 적정한 지 확인해보자.

- **오버페이스 기록 기준**

    자신의 10km 최고 기록에 3분 20초를 더한 페이스보다 빠를 경우 오버페이스로 볼 수 있다.

- **달성률 낮은 기록 기준**

  자신의 10km 최고 기록에 4분을 더한 페이스보다 느릴 경우 본인의 실력보다 소극적인 레이스로 볼 수 있다.

- **10km 최고기록이 50분인 러너**

  - 오버페이스

    풀코스에서 10km 구간 페이스가 53분 20초보다 빠를 경우

  - 달성률 낮은 기록

    풀코스에서 10km 구간 페이스가 54분보다 느릴 경우

이처럼 본인의 10km 베스트 기록에서 +3분 20초보다 빠르게 달릴 경우 오버페이스라고 할 수 있다. 반면 10km 기록에서 +4분이 초과하면 목표 달성률이 낮은 기록이라고 볼 수 있다.

02

러닝의 기본 원리

관절 및 근육 활용하기

고관절은 대퇴골의 머리 부위로, 둥근 형태이며 인체에서 가장 큰 관절이다. 러닝은 고관절을 중심으로 움직여야 타고난 대근육들을 효과적으로 사용할 수 있다.

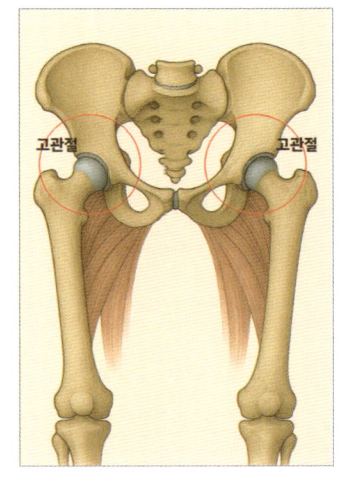

수많은 관절 중 고관절이 가장 강력한 힘을 가지고 있으며, 실제로 운동 영역에서 고관절과 엉덩이 근육을 잘 활용하는 러너들이 최상의 경기력을 보여준다. 고관절의 움직임을 통해 허벅지, 엉덩이, 기립

근, 복직근 등 주요 근육들이 동시에 활성화되는 것이다. 특히 엉덩이 근육은 하루 24시간 훈련이 가능할 만큼 강한 근육으로, 매일 러닝을 하더라도 문제 되지 않을 정도로 탄탄하다. 고강도 트레이닝을 매일 반복해도 견뎌낼 수 있는, 말 그대로 '타고난' 근육이다.

물론 무릎과 발목 관절도 러닝에서 중요한 요소이지만, 고관절만큼 강력한 부위는 아니다. 특히 무릎이 우선순위에서 밀리는 이유는 무릎 중심의 움직임이 종아리 근육의 사용 비율을 높이기 때문이다. 이 경우 대근육이 아닌 소근육 위주로 달리게 되어 경기력에 불리하다.

또한 종아리는 상대적으로 약한 부위다. 허벅지에 쥐가 나면 일시적으로 경기력이 저하될 수는 있어도 계속 달릴 수 있는 반면에 종아리에 경련이 오면 운동 자체를 멈춰야 한다. 마라톤 도중 종아리에 쥐가 나면 단 한 발짝도 내딛기 어려울 정도가 된다. 그래서 종아리는 활용해야 할 부위가 아니라, 보호해야 할 부위다. 러닝을 시작할 때부터 마칠 때까지 종아리 근육의 사용 비율을 최소화하고 컨디션을 유지해야 한다.

근육을 골고루 쓴다고 해서 그것이 반드시 뛰어난 움직임을 의미하지는 않는다. 러닝에서는 타고난 힘이 집중되는 부위, 즉 주동근을 우선적으로 사용해야 한다. 움직임에는 중심이 되는 주동근이 있고, 보조적인 역할을 하는 협력근이 있다. 이 두 역할은 명확히 구분되어야 한다. 허벅지, 엉덩이, 복직근, 기립근은 러닝 중 전체 파워의

70~80%를 담당해야 하며, 종아리 근육은 20~30% 정도로 제한해야 한다. 약한 부위의 사용 비율을 낮출수록, 강한 부위에서 더 큰 파워를 이끌어낼 수 있다.

과거에는 종아리 근육을 강화하기 위해 카프 레이즈 업calf raise up을 많이 했지만, 지금은 이 운동이 효과보다 부상 위험이 크다는 이유로 전문 육상 훈련에서 제외되는 추세다. 예를 들어, 종아리 근육이 20% 이상 발달되어 있다면, 그만큼 허벅지와 엉덩이 근육이 차지해야 할 비중이 줄어든 셈이다. 이처럼 종아리 근육의 사용을 억제하는 것만으로도 러닝 효율은 분명하게 향상된다.

따라서 러닝을 할 때는 종아리를 거의 사용하지 않는다는 생각으로 달려야 한다. 허벅지와 엉덩이 근육에 집중해도 종아리는 자연스럽게 어느 정도 개입된다. 그래서 더욱 의식적으로 사용 비율을 낮춰야 한다. 종아리는 운동이 끝날 때까지 말랑말랑한 상태를 유지해야 하며, 충격을 받지 않아야 한다.

러닝은 단순한 다리의 움직임이 아니다. 타고난 고관절과 그 주위의 주동근들을 집중적으로 사용하는 것, 그것이 러너가 최고의 파워와 효율을 얻는 방법이다.

러닝에 적합한 하체 관절의 사용법과 각도

고관절, 러닝에서 가장 먼저 움직여야 할 부위

앞서 러닝의 핵심 관절이 고관절이라 강조했듯, 러닝에서 가장 먼저 움직여야 할 관절 역시 고관절이다. 그 움직임은 복잡하지 않다. 오히려 단순하고 명확하게 움직이는 것이 핵심이다. 러닝은 다양한 관절을 복합적으로 사용하는 것보다 특정 부위에 집중해 짧은 시간 안에 성장시키는 것이 훨씬 효과적이다. 복잡한 트레이닝보다 하나의 동작을 깊이 있게 파고드는 훈련이 오랜 시간 훈련해온 러너들의 감각을 단기간에 따라잡을 수 있는 방법이기도 하다.

또한 이러한 방식은 자신의 타고난 움직임을 극대화하는 데 적합하다. 해부학적으로 고관절의 안정적인 가동 범위는 앞으로 90도, 뒤로 30도로, 총 120도 정도다. 서 있는 자세에서 다리를 앞으로 들어 올릴 수 있는 최대 각도가 90도, 뒤로 움직일 수 있는 각도를 약 30도로 본다. 이 120도의 범위 안에서 움직일 때 신체는 가장 안정적인 구조를 유지할 수 있다.

실제 러닝을 할 때는 이보다 조금 더 낮은 각도에서 고관절이 움직인다. 이 범위 안에서만 훈련이 이루어지면 부상의 위험은 크게 줄어든다. 특히 후방 각도인 30도를 넘기면 부상이 발생할 가능성이 높아지는데, 이 범위를 벗어나는 순간, 근육이 감당할 수 없는 자극

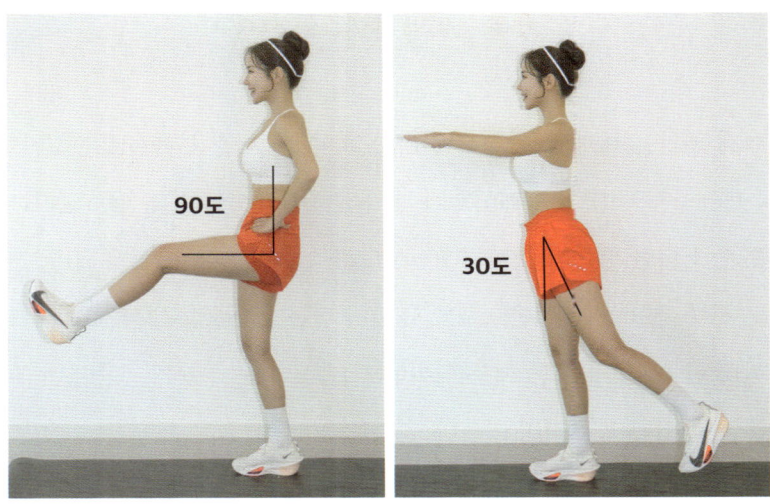

러닝 시 고관절의 각도는 앞으로 90도, 뒤로는 30도다.

을 받게 되기 때문이다.

햄스트링이나 종아리 근육의 파열은 대부분 고관절의 후방 각도를 지나치게 사용하는 경우에 발생한다. 달리는 중 후방 각도를 강하게 사용하는 순간, 근육은 큰 부하를 받게 되고 결국 손상되기 쉽다. 하지만 이 각도만 잘 지켜도 러닝은 훨씬 안전하고 빠르게 발전할 수 있다. 러닝의 효과를 극대화할 수 있는 핵심은 고관절의 안정된 가동 범위 안에서 움직이는 것이니, 이 범위를 인지하고, 그 안에서만 운동이 이루어지도록 습관을 들이자.

무릎 높이와 페이스의 관계

실제 러닝을 해보면, 천천히 달리는 페이스에서는 무릎을 들어 올리는 높이가 5~10도다. 페이스가 빨라져서 1km를 3분 내외로 달리는 수준이 되면 무릎의 높이는 10~20도까지 올라간다. 무릎을 20도 정도 들어 올리는 높이만으로도 1km 구간을 2분 40초에서 50초대까지 달릴 수 있다. 이는 매우 뛰어난 각도로, 고속 주행에도 충분히 대응할 수 있는 효율적인 범위다.

러닝은 심플한 운동이다. 고관절을 이용해 무릎을 들어 올리는 단순한 움직임이 반복될 뿐이다. 이 간단한 메커니즘을 이해하고 꾸준히 반복하는 것이 러닝의 핵심이다. 여기서 한 가지 주의할 점은 고관절의 위치를 정확히 인지하는 것이다. 고관절은 굴곡되는 부위를 기준으로 왼쪽과 오른쪽에 간격 차이가 있다. 그래서 서 있을 때 다리를 모으는 것보다 왼쪽과 오른쪽을 기준으로 각각 수직 상태를 만들어 주는 것이 해부학적으로 이상적인 자세다.

이처럼 고관절은 좌우가 독립적인 구조이므로, 왼쪽 다리는 왼쪽 고관절의 축을 기준으로 들어 올려야 하며, 오른쪽 다리도 마찬가지로 오른쪽 고관절 축을 따라 들어 올려야 한다. 이것이 바로 고관절의 사용 범위다. 중심이 안으로 쏠리는 경우가 있는데, 이럴 때는 힘이 한 번 꺾이게 된다. 이상적인 파워는 수직으로 끌어올리는 수직 운동에서 나온다.

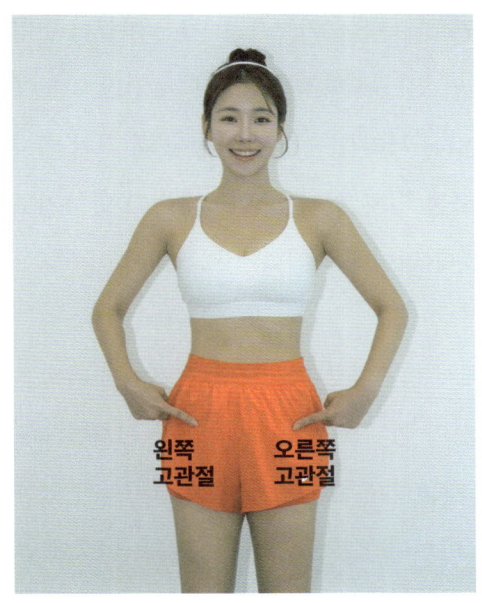

고관절의 간격

이상적인 골반 각도

골반에는 해부학적으로 설정된 건강한 각도가 존재한다. 많은 사람들은 엉덩이가 살짝 뒤로 빠지고 척추가 약간 S자 커브를 이루는 전방 각도를 가장 건강한 상태라고 말하는데, 이 상태만으로는 운동을 잘할 수 없다. 운동을 잘하기 위해서는 별도로 설정된 골반의 이상적인 각도를 찾아야 러닝의 파워를 극대화할 수 있다.

보편적으로 건강하다고 여겨지는 골반 각도는 다음과 같다. 서 있는 자세에서 엉덩이가 뒤로 약 5도 올라간 각도를 전방 각도라고

하며, 이때 허리 라인은 자연스러운 S자 커브를 이룬다. 이것이 전형적인 전방 골반 각도다. 반면 러닝에 최적화된 골반은 전방 각도에서 후방 각도로 세우는 것이다. 허리를 손으로 만졌을 때 거의 일자 형태에 가깝게 느껴진다. 물론 일자 허리는 좋지 않다고 말하기도 하지만, 이 판단은 어디까지나 러닝에 최적화된 조건에서 이해해야 한다.

러닝처럼 동적인 상태에서는, C자보다는 오히려 일자에 가까운 형태가 더 적합하다. 움직임이 생기는 상황에서는 S자 커브만으로는 충분히 대응할 수 없기 때문이다. 편안하게 S자 형태로 서 있는 자세에서 골반을 후방 각도 마이너스 12도까지 세워보자. 이렇게 골

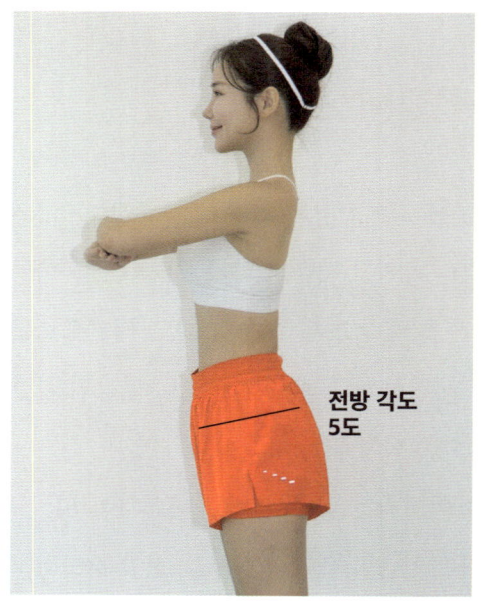

서 있는 자세에서 엉덩이가
뒤로 5도 올라간 각도

반을 세우면 허리는 거의 일자 형태가 된다. 이 상태에서 무릎을 들어 올리면 각도가 자연스럽게 잘 올라오며, 운동이 잘 되는 각도가 된다.

다시 원래 위치로 돌아가면 이 상태에서도 무릎을 들어 올릴 수는 있지만, 이때는 뒤로 밀어내는 힘이 더 강해진다. 그러면 안전 가동 범위를 쉽게 넘기게 되고, 햄스트링이나 종아리에 손상이 생길 수 있다. 러닝은 다리를 들어 올리는 운동이다. 다리를 들어 올리고, 떠 있는 시간을 통해 이동 거리를 결정하는 방식이다.

러닝처럼 동적인 상태에서 왜 허리 라인을 일자 형태로 유지해야 할까? 스피드를 높이면 러닝 폼이 커지고, 보폭도 자연스럽게 커진

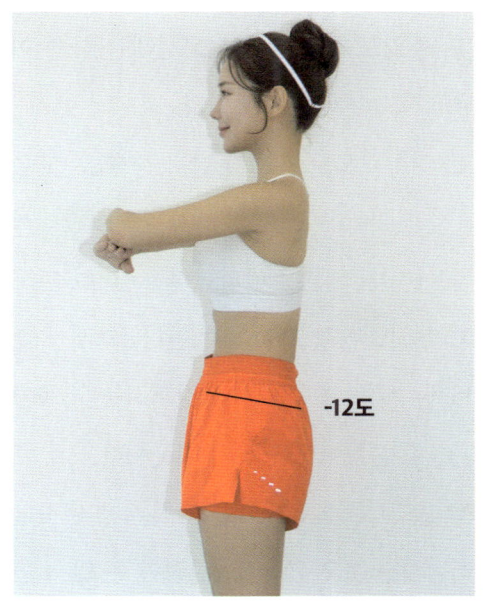

서 있는 자세에서 후방 경사도 -12도

다. 보폭이 커지면 허리 라인이 더 많이 휘어 들어가는 경향이 생긴다. 이 과도한 휘어짐을 방지하기 위해 스피드가 증가할수록 허리의 라인이 더 휘지 않도록 허리를 더 단단하게 고정해야 한다. 척추기립근 트레이닝을 집중적으로 강화하는 이유는 파워를 낼 때 허리가 흔들리면 힘 손실이 발생하기 때문이다.

이 원리는 자전거 프레임에서도 동일하게 적용된다. 자전거는 에너지를 효율적으로 전달하기 위해 단단한 프레임을 사용한다. 100%의 힘을 쏟았을 때 손실 없이 운동 에너지로 전환시키기 위한 목적이다. 만약 프레임이 부드럽고 잘 휘어지는 구조라면, 승차감은 좋을 수 있으나 움직일 때마다 에너지가 손실된다. 100%의 힘을 냈다고 하더라도, 약 30%의 에너지가 손실된다면 결국 운동 성능은 떨어진 결과가 된다. 허리가 휘지 않도록 단단하게 고정해야 하는 이유도 마찬가지다. 그래서 골반 각도는 매우 중요하다.

러닝을 할 때 골반 각도를 의식적으로 세워야 한다. 저속일 때는 허리가 거의 일자 형태가 되지만, 1km 기준 페이스가 3분 초반대까지 가면 허리 커브가 점점 휘어지는 경향이 나타난다. 이러한 과도한 휘어짐을 막기 위해서 허리를 단단히 고정해야 한다. 그래서 많은 선수들이 척추 기립근 트레이닝을 집중적으로 강화하는 이유가 파워를 낼 때 허리가 흔들리면 힘 손실이 발생하기 때문이다.

척추와 관련된 '백 익스텐션 back extension' 동작을 강하게 훈련하는 이유도 바로 이 때문이다. 러닝하다 보면 "허리가 강하다"는 말을 들어본 적이 있을 것이다. 허리를 강화하려면 기둥처럼 단단하게 고정해야 하며, 움직임이 생겨서는 안 된다. 러닝 중에는 몸통이 단단히 고정되어야 고관절이 자유롭게 움직일 수 있고, 그래야 효율적인 운동 에너지로 전환된다. 움직이는 부분과 고정되는 부분이 분명하게 나뉘어야 하며, 이 구분은 골반을 중심으로 시작된다. 그래서 러닝 연습 중에는 양손으로 골반의 장골 부위를 직접 잡은 채 달리는 훈련을 하기도 한다. 골반을 손으로 고정시키는 연습만으로도 올바른 고정 감각을 익히는 데 충분하다.

밀어내지 말고 들어 올려라

다리를 밀어내는 동작이 올바르지 않은 이유에 대해 자세히 살펴보자.

첫 번째로, 앞서 설명했듯 러닝은 무릎을 위로 들어 올리는 운동이다. 이 원리를 벗어나 다리를 뒤로 과도하게 쓰면 러닝 효율이 급격히 떨어지고, 부상 위험이 커진다. 무릎을 들어 올리는 운동이라는 개념을 머릿속에 완벽히 이해해야 한다. 뒤로 밀어내는 힘을 쓰는 패턴도 가능하지만 이는 고관절 가동 범위를 초과시켜 체력 소모를 크게 늘린다. 러닝은 다리를 밀어내기보다 튀어 오르며 수직 운동을 통해 체공 시간 동안 전진하는 방식이다. 즉, 밀어내기 방식은 종아리가 과사용될 수 있어 러닝에 불리하다.

밀어내기 운동의 대표적 예는 사이클이다. 사이클은 페달을 눌러 운동 에너지를 만든다. 반면 러닝은 다리를 들어 올려 몸을 띄우고 이동하며 에너지를 생성한다. 두 종목의 에너지 생성 방식은 분명히 다르며, 러닝에선 들어 올리는 에너지가 핵심이다. 따라서 밀어내는 비율을 최소화해야 반발력이 발생하고 점핑 동작이 가능해진다.

두 번째로, 과도하게 다리를 뒤로 밀어버리면 힘의 방향이 뒤로 향해 전진 효율이 떨어진다. 뒤로 보낸 다리를 다시 앞으로 잡아당기는 시간 손실이 발생해 전체 동작이 불리하다. 즉각적으로 당겨오는 움직임과 뒤로 밀었다가 돌아오는 움직임 사이에는 명확한 시간 차가 존재하며, 밀어내는 방식은 러닝에서 비효율적이다. 또한 이 패턴

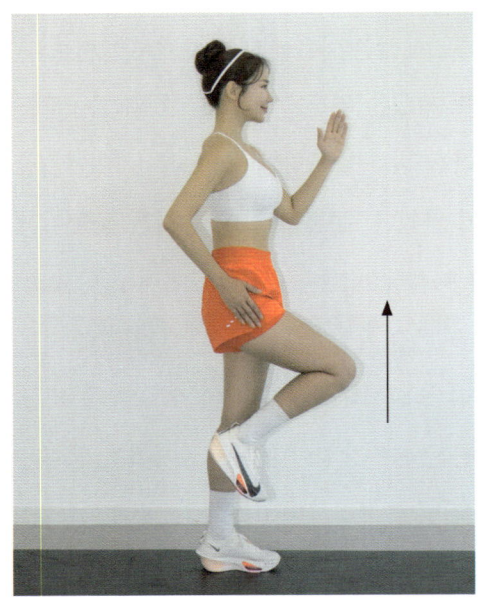

서 있는 자세에서 무릎을 위로 올리기

이 반복되면 발을 '구르는 착지'로 이어질 가능성이 높아진다.

구르는 동작이 반복되면 지면 접촉 시간 동안 슬립 현상이 발생한다. 흙 위를 달릴 때 마찰음이 스치는 듯 들리는 이유다. 이는 불필요한 에너지 소비를 유발하고 러닝 효율을 떨어뜨린다. 지면을 강하게 밀고 나가기보다는 앞쪽으로 정확히 '치고 나가는' 형태가 이상적이다.

세 번째로, 다리를 뒤로 밀어내는 동작은 허벅지와 종아리에 큰 대미지를 줄 수 있다. 특히 단거리 선수들이 스타트 순간 허벅지 부상을 입는 주된 이유가 여기 있다. 즉각적으로 다리를 잡아당기지 못하고 순간적으로 강한 힘을 쓰다 타이밍이 어긋나면서 부상이 발

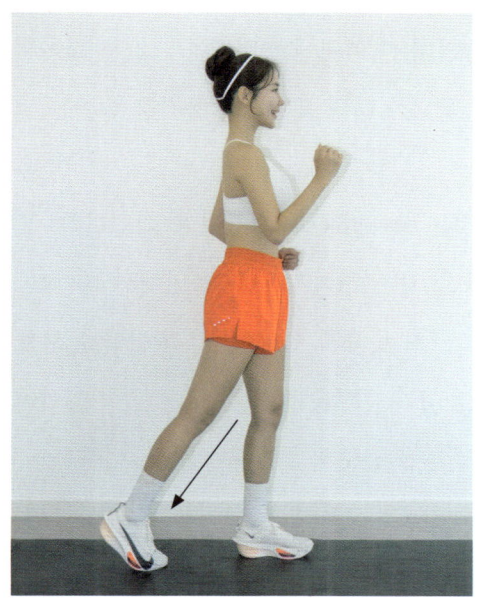

밀어내는 착지

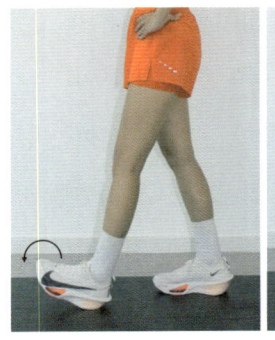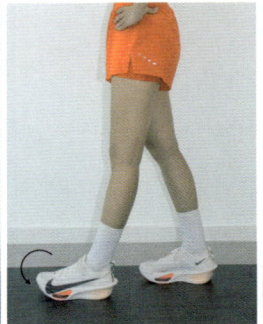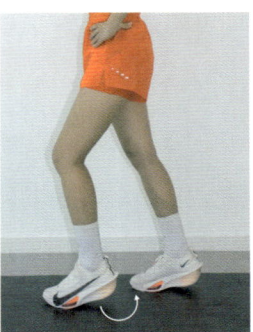

구르는 착지

생한다. 이를 피하려면 다리를 반드시 즉각적으로 앞으로 잡아당겨야 하며, 뒤로 밀어내는 동작을 줄여야 한다.

    네 번째로, 다리를 뒤로 밀면 무릎 관절이 접힐 확률이 높다. 무릎이 접히면 다리가 뒤로 감기며 한 피치에 소비되는 시간이 길어져 효율이 떨어진다. 러닝 효율을 높이려면 불필요한 동작을 줄이는 전략이 중요하다.

    다리가 뒤로 감긴다는 것은 종아리 근육 과사용을 의미한다. 종아리에 피로가 빠르게 쌓이면, 같은 허벅지 사용 조건에서 10km를 달릴 체력인데도 5km도 채 가지 못하게 된다. 종아리 근육을 보호하려면 밀어내기보다 들어 올리기 패턴을 적용해야 한다. 이 방식이야말로 안전하고 이상적인 러닝을 꾸준히 즐길 수 있는 길이다.

    결론적으로, 다리를 뒤로 과하게 사용하는 각도는 종아리와 허벅지 뒤쪽 부상의 위험을 높인다. 러닝에서는 무릎을 들어 올리는 동

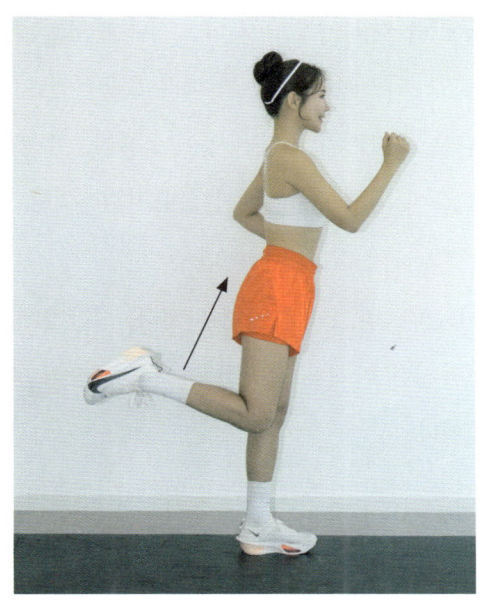

서 있는 자세에서 무릎 관절을 접는다.

작을 70~80%, 밀어내는 힘을 20~30% 정도로 제한하는 것이 이상적이다. 이러한 사용 비율을 인지하고 적용하면 종아리 굵어짐을 방지하고, 종아리·햄스트링 부상을 예방할 수 있다. 러닝에서 가장 흔히 발생하는 부위 부상이 바로 이 두 근육군이다. 대퇴 이두근과 종아리를 보호하기만 해도 러닝을 훨씬 안전하게 즐길 수 있다.

러닝에서 상체 포지션

마찬가지로 러닝에는 이상적인 상체의 위치가 있다. 그중에서도 특히 중요한 부위는 가슴이다. 간혹 가슴이 앞으로 나오거나 과도하게 내민 상태로 달리는 경우가 있는데 이런 자세는 오히려 효율적인 움직임을 방해할 수 있다. 가슴은 자연스럽게 열려 있어야 한다. 이 상태가 되어야 산소 공급에 도움이 되고, 무게 중심을 고려했을 때도 가슴이 좁혀진 것보다 넓어진 자세가 더 이상적이다.

이때 기준이 되는 지점이 있다. 바로 견갑골의 위치다. 견갑골이 서로 맞붙지 않은 정도, 즉 적절한 간격을 유지한 상태가 이상적인 가슴 위치를 만드는 기준이 된다.

견갑골은 서로 붙을 수 있다. 그리고 이 견갑골은 아래, 위, 좌, 우로도 움직이며 불안정한 관절이라고도 이야기할 만큼 가동 범위가 굉장히 좋은 영역이다. 그런데 러닝에서는 견갑골이 움직이지 않도록 고정되어 있어야 한다. 양쪽 견갑골 두 개가 맞닥뜨리지 않아야

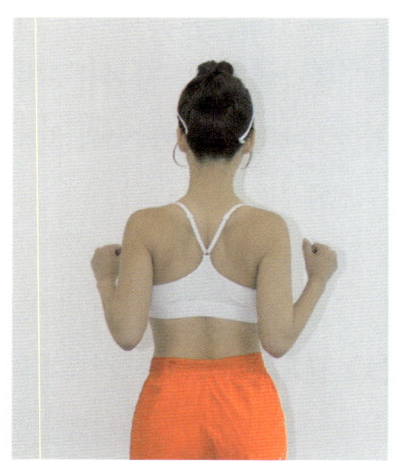

잘못된 견갑골 자세

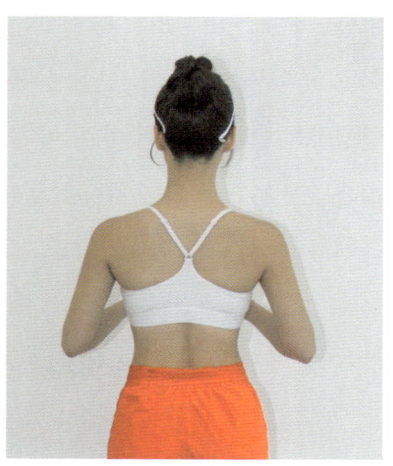

이상적인 견갑골

한다. 팔을 옆으로 벌려서 서로 어깨뼈가 떨어져야 한다.

심지어 스트레칭할 때도 견갑골이 붙지 않도록 떨어트려서 가슴의 이상적인 위치를 유지하고 가슴을 과도하게 내밀지 않는다. 가슴을 내미는 경우 허리 커브가 더 심해질 수 있기 때문이다. 그래서 러닝 자세를 만들 때, 허리 라인을 과도하게 굴곡을 주기보다는 거의 일자에 가깝게 만드는 것이 중요하다. 허리를 일자에 가깝게 곧게 펴게 되면 상체, 특히 가슴이 자연스럽게 확장되면서 전체적으로 상체가 판판하고 안정된 느낌을 주게 된다. 또한, 가슴을 내밀면 팔의 위치가 뒤로 가고 팔치기를 할 때 팔꿈치가 안쪽으로 들어온다. 좌, 우 어깨가 트위스트로 틀어지는 현상이 굉장히 심하게 발생하는 이유다.

보통 건강한 허리 라인을 말할 때는 S자 커브를 기준으로 삼는다. 그러나 러닝에서는 오히려 허리가 일자에 가까운 형태가 되어야 한다. 많은 사람이 허리를 일자로 만들면 복부에 힘이 들어간다고 말하지만, 사실 복부가 아니라 허리에 힘이 들어가야 한다. 이때 필요한 허리의 힘은 트레이닝을 통해 키울 수 있다. 중요한 점은 허리에 힘을 주되, 복부는 자유롭게 움직일 수 있어야 한다는 것이다. 복부는 움직이는 영역이지, 고정하거나 긴장시키는 부위가 아니다. 복부에 힘이 들어가면 산소통이 제대로 확보되지 않기 때문에, 산소 공급이 원활하게 이루어지지 않는다. 러닝에서는 산소통이 충분히 확장되어야 더 많은 공기를 담을 수 있다. 따라서 몸의 앞쪽, 특히 가슴과 복부에는 힘이 들어가서는 안 된다.

견갑골은 움직이지 않도록 단단히 고정하고, 가슴은 과도한 힘이 들어가지 않도록 편안하게 펴준다. 그리고 달릴 때 허리 라인을 일자에 가까운 형태로 유지하면, 스피드에 따라 자동으로 적절한 커브가 형성된다. 러닝에서 비효율적인 움직임은 최대한 차단해야 한다. 그래야만 가장 이상적인 러닝 자세를 완성할 수 있다. 물론 상체가 흔들려도 달릴 수는 있겠지만 보다 안전하고 안정적인 러닝을 위해서는 상체의 올바른 포지션을 기억하는 것이 중요하다.

러닝에 최적화된 힘 사용법

러닝에서 힘을 줘야 할 포인트를 살펴보자. 핵심은 '힘을 빼는 순간'과 '힘을 써야 하는 순간'을 명확히 구분하는 것이다. 잘못된 부위에 힘이 들어가면 결국 에너지가 낭비된다.

먼저 제자리에서 한쪽 다리를 들어 올려보자. 다리를 든 채 힘을 빼면 중력 때문에 다리가 자연스럽게 떨어진다. 팔도 마찬가지다. 들어 올렸다가 힘을 풀면 중력으로 아래로 떨어진다. 이렇게 힘을 빼는 과정을 통해 중력에 의한 자연스러운 하강 운동을 체감할 수 있다. 몸을 중력 방향에 맡기면 에너지를 아낄 수 있고, 하강 운동 에너지가 어떻게 작동하는지도 이해하게 된다. 반대로 힘을 써서 억지

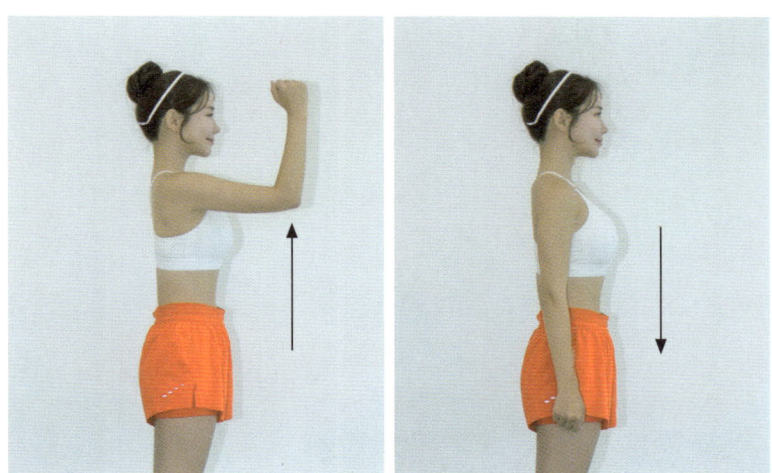

서 있는 자세에서 팔을 90도로 들어 올린 후, 아래로 내린다.

로 떨어뜨리면 불필요한 에너지만 쓰게 된다. '힘을 뺄 줄 아는 능력'이 '힘을 쓸 줄 아는 능력'만큼 중요한 이유다.

다음은 힘을 써야 할 정확한 지점이다. 바로 발바닥이 지면에 닿는 순간이다. 이때 몸을 수직 방향으로 끌어올려 수직 운동 에너지를 만들어야 한다. 제자리에서 발볼을 붙인 채 빠르게 위로 들어 올려보자. 이 동작은 의식적으로 힘을 써서 들어 올린 예시다. 즉, 지면에 닿는 순간 곧바로 수직 방향으로 튕겨 올리는 것이 힘을 발휘해야 할 핵심 포인트다.

이제 두 가지를 결합해보자. 다리를 들어 올린 뒤 힘을 빼면 발바닥이 지면에 닿을 때 자연스러운 반발력이 발생한다. 이때 힘을 뺀 상태에서 생긴 반발력을 이용해 즉시 위로 튕겨 오르면 매우 빠른

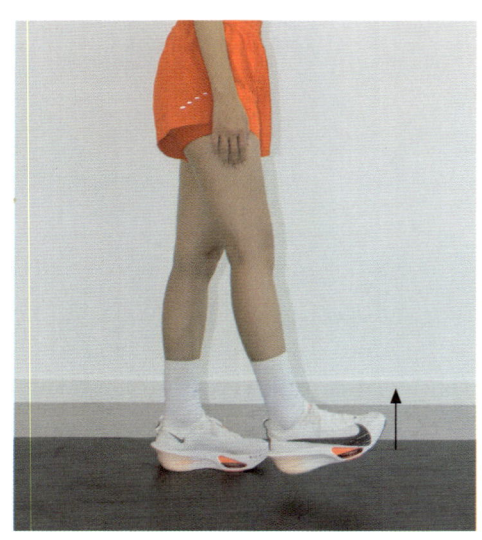

**발볼을 붙인 상태에서
위쪽 방향으로 들어 올린다.**

리턴 동작이 이루어진다. 실제로 시도해보면 엄청난 속도로 다시 올라가는 느낌을 받을 수 있다.

정리하면 다음과 같다.

1. 제자리에서 한쪽 다리를 들어 올렸다가 힘을 뺀다.
2. 힘을 뺀 상태로 다리가 내려가 발바닥이 지면에 닿는 순간, 그 반발력에 맞춰 곧바로 위로 튕겨 오르면 강한 반발력을 얻을 수 있다.

여기서 중요한 것은 발바닥의 지면 접촉 시간을 가능한 한 짧게 유지하는 것이다. 지면을 눌러 힘을 쓰면 접촉 시간이 길어져 반발력이 줄고 들어 올리는 속도도 느려진다. 왼발과 오른발 모두 같은 방식으로 다리를 들어 올리고 힘을 빼며, 지면이 주는 반발력을 활용해 '힘을 써야 할 순간'을 정확히 구분해보자. 이렇게 하면 민첩하고 강력한 반발력을 만들어낼 수 있다.

힘을 빼고 쓰는 포인트 실전 연습

앞서 얘기했듯, 힘을 뺐는지, 그렇지 않았는지를 스스로 확실히 구분할 수 있어야 한다. 힘을 빼고 사용하는 포인트에서 생기는 반발력의 튕김을 익히게 되면, 실전 러닝에서도 탄성력 있게 달릴 수 있게 된다. 우리도 탄성력 있는 움직임을 충분히 만들어낼 수 있다. 이 감각은 훈련을 통해 익힐 수 있으며, 반드시 마스터해야 할 중요한 요소다.

■ **트레이닝 방법**

한 발 기준 15개 씩 × 3세트

❶ 제자리에서 상체를 고정하고 한쪽 다리를 들어 올려 양팔로 무릎의 앞을 잡는다.

❷ 잡고 있던 팔을 놓아 힘이 빠진 다리를 자연스럽게 떨어트린다.

❸ 발바닥이 지면에 닿는 순간 생긴 반발력에 다리가 상승할 때 고관절을 사용한 힘으로 다시 무릎을 빠르게 들어 올려 잡는다. 이때 반발력으로 타깃점이 잘 맞으면 튕기는 소리가 크게 난다. 반복 트레이닝으로 튕길 때 나는 소리와 누를 때 나는 소리를 구분해보자.

- **유의할 점**
❶ 쿠션이 좋은 러닝화를 신고 탄성이 있는 매트에서 실시하면 탄성을 더 잘 느낄 수 있다.
❷ 바닥을 누르는 힘을 쓰는 것이 아니다.
❸ 발바닥이 지면에 닿자마자 바로 튕겨서 끌어올려야 한다.
❹ 발목은 L자로 고정한다.

러닝 호흡법

코 vs 입

우리는 코와 입으로 호흡을 한다. 러닝을 할 때 코와 입 중에서 더 많은 공기량을 들이마실 수 있는 부위를 선택하는 것이 회복력 향상에 효과적이다. 비율적으로 코와 입으로 흡입하는 비중이 3:7일 때 산소 공급량을 높일 수 있다. 즉, 한 번의 호흡으로 더 많은 공기를 마실 수 있는 부위는 코보다 입이다.

　물론, 러닝 중 코로만 호흡할 수도 있고, 입으로만 호흡하며 달릴 수도 있다. 하지만 입을 닫은 상태에서 코로만 흡입할 경우, 호흡을 안정시킬 수는 있으나 입으로 들이마시는 산소 공급량에 비해서 회복력이 떨어진다. 결론적으로 쉽게 지치게 된다. 반면, 입은 코보다 공기량이 들어오는 사이즈가 크기 때문에 흡입 공기량이 증가되어 더 오래 달릴 수 있게 된다. 평상시 활동에서는 입을 닫고 코로만 숨을 쉬는 것이 좋으며 러닝할 때는 입으로 호흡하는 습관을 들이는 것이 좋다.

잘못된 호흡 패턴 교정하기

러닝 호흡으로 알려진 방법에는 2가지가 있다. '습습후후'와 '습-후.' '습습후후'는 '두 번 마시고 두 번 뱉는 호흡' 방법이고, '습-후'는 '한 번 마시고 한 번 뱉는 호흡' 방법이다. 호흡근 트레이닝(호흡 근육 트레이닝) 관점에서는 '습-후' 호흡법을 더 추천한다. 호흡도 근육 운동이다. 예를 들어, 덤벨 운동을 할 때 보통 1회 수축, 1회 이완으로 근육을 움직인다. '습습후후' 호흡 방식으로 하게 되면 근육의 움직임을 2번에 나눠서 트레이닝한다고 보면 된다. 따라서 호흡근 트레이닝 관점에서 러닝 시 자연스럽게 한 번 뱉고, 한 번 마시는 호흡의 '습-후'를 추천한다.

    호흡에 중요한 역할을 하는 폐 기능을 측정할 때도 한 번에 들이마시는 '1회 호흡 파워'를 측정한다. 러닝 시 호흡 파워의 비율을 나눠서 호흡한다. 호흡 파워에는 '뱉는 파워'와 '들이마시는 파워'가 있다. 순간적으로 스피드가 필요한 단거리 등 강한 힘을 쓸 때는 강하게 뱉어내는 파워가 필요하며, 오래 달리는 장거리 영역에서는 더 많은 공기를 확보하여 회복 능력을 높이기 위해서 들이마시는 파워가 더 필요하다. 주의할 점은, 호흡 시 공기를 모두 내쉴 수도 있지만, 끝까지 뱉어낼 경우 근육의 힘이 약해질 수 있다는 점이다. 따라서 공기를 반 정도만 내쉬는 것이 바람직하다.

우리가 호흡을 내쉬는 이유는 더 많은 산소를 들이마시기 위해서가 아니라, 몸속의 이산화탄소를 배출하기 위해서다. 그 목적에 충실하려면 공기를 모두 뱉기보다 이산화탄소를 배출할 만큼만 가볍게 내쉬고 이후에는 강하게 들이마시는 게 좋다. 이미 몸속에는 충분한 산소가 남아 있는 상태이므로, 이산화탄소만 배출한다는 느낌으로 공기를 절반 정도만 내쉰 뒤 빠르게 흡입하는 것이 러닝에 더욱 효과적이다.

소리로 구분하는 러닝에 우월한 호흡 패턴

뱉는 소리와 들이마시는 소리는 확연히 다르며, 호흡 패턴 또한 서로 다르다. '강하게 뱉고 강하게 마시면 되지 않겠냐'고 생각할 수 있겠지만, 실제로는 근육 사용이 한쪽에 더 집중되기 때문에 두 가지를 동시에 강하게 수행할 수 없다. 양쪽 모두에 힘을 주면 지속력이 떨어지고 쉽게 지치게 된다. 지속력을 유지하려면 한 가지 호흡 패턴에 집중하고, 나머지는 회복을 위한 보조적인 동작으로 약하게 유지하는 것이 좋다.

일반적으로 남성의 경우 1회 들이마실 수 있는 산소량을 4리터, 여성은 3리터 정도로 보는데, 강하게 내쉬는 호흡 패턴으로 러닝을 하면 이 정도의 산소를 확보하기 어렵다. 충분한 산소를 확보하지 못하면 달릴 때 쉽게 지칠 수밖에 없다. 유산소성이 강한 러너들은 내쉬는 소리보다 들이마시는 소리가 더 강하게 나는지 스스로 구분할 수 있어야 한다.

러닝에서 복식호흡을 하는 이유

흉식호흡과 복식호흡이 있다. 흉식호흡은 짧은 거리나 스피드 구간에서는 충분히 대응할 수 있지만, 중장기적으로 오랜 시간 달리는

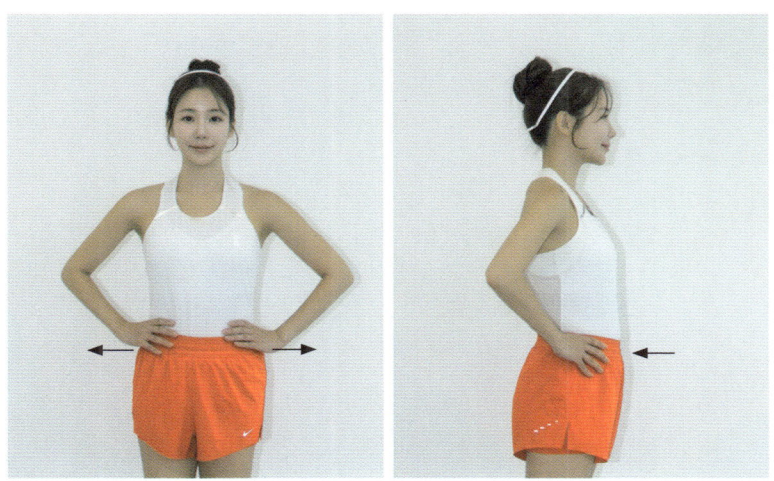

복식호흡 시 팽창된 복부

구간에서는 흉식호흡만으로는 부족하다. 또한 흉식호흡은 상대적으로 많은 에너지를 과도하게 소모하게 된다. 공기를 들이마실 때 가슴이 부풀면 복부는 오히려 수축하게 되며, 반대로 복부를 먼저 팽창시키는 방식으로 호흡하면 배가 볼록 나오고, 그 뒤로 가슴이 부풀고 늑골까지 확장되는 과정을 눈으로 확인할 수 있다. 이처럼 흉식호흡보다 복식호흡이 더 많은 산소를 확보할 수 있으며, 복식호흡은 호흡에 관여하는 모든 근육들을 활성화시켜 장거리 러너에게 특히 효과적이다. 따라서 장거리를 추구하는 러너에게는 복식호흡을 적극 추천한다.

복식호흡하는 방법

1. 한 손을 배꼽 위쪽에 얹는다. 공기를 천천히 뱉으면서 배가 축소되는지를 손으로 느껴본다. 공기가 들어가고 나올 때 배가 움직이는지도 손으로 느껴본다. 공기를 빼냈을 때 배가 축소되고 들이마셨을 때는 확장되니 이때는 배가 움직여야 한다. 복부가 팽창된다는 것은 많은 공기를 확보하고 있다는 것이다.
2. 양손을 교차하여 어깨를 잡은 다음 팔꿈치 부분으로 가슴을 압박하여 복부가 제대로 움직이는지를 확인하면서 호흡을 해본다. 배가 볼록 나오고 들어가는 움직임을 반복해보는 것이다. 강하게 마셨을 때 배가 팽창되면서 명치까지도 찌릿찌릿한 것은 호흡 근육에 관련된 부분들이 모두 활성화되고 있는 좋은 현상이다. 명치의 찌릿한 자극은 반복 연습을 통해 점차 익숙해지며, 러닝 시 자연스럽게 복식호흡을 구사할 수 있게 된다.
3. 복식호흡 적응 연습(기상 후 추천)
  → (한 번 뱉고 들이마시는 동작을 1회로 하여 30회 + 휴식 1~2분) × 3세트
4. 호흡근의 힘을 키우는 트레이닝 방법(오후나 저녁 시간 때 추천)
  → ((7초간 공기 천천히 뱉기 + 30초간 공기 끝까지 흡입) + 휴식 1~2분) × 3세트
  복부 팽창이 되는지를 확인하면서 계속 공기를 들이마신다. 아마 10초 정도에서 15초 경과하면 더 이상 공기가 들어오지 못할 정도로 꽉 차는 것을 느끼게 되는데, 이때 들이마시는 힘을 키우기 위해 계속 들이마시는 것을 유지해야 한다.

03 대한민국 날씨에 맞춘 러닝 전략

봄과 가을(영상 7~23도)

봄과 가을은 달리기에 최적의 계절이다. 봄은 미세먼지, 황사 등에 대한 대비가 필요한 계절이므로 러닝용 마스크를 착용하고, 호흡기 질환이 있는 러너라면 공기청정기 등이 비치된 쾌적한 실내 운동센터의 트레드밀에서 러닝하는 것을 추천한다. 봄과 가을에는 전국 곳곳에서 마라톤 대회가 열리므로 풀코스 마라톤을 준비하는 러너라면 이 시기에 10km 훈련과 대회 참가를 통해 기록을 단축하고 지구력을 키우는 것이 좋다. 이렇게 준비한 후 풀코스 훈련에서 점차 거리를 늘려가면 기록 경신에 도움이 된다.

여름(영상 23도 이상)

기온과 습도가 높아 달리기가 쉽지 않은 계절이지만 가벼운 옷차림으로 러닝을 즐길 수 있다. 비교적 선선한 새벽 시간과 저녁 시간을 활용해 달리고 탈수를 막기 위해 수분을 섭취하자. 꼼꼼하게 바른 선크림과 모자, 스포츠글라스 착용으로 자외선에 대한 대비도 철저히 해야 한다. 더위에 강한 러너라면 무더운 여름이 포함된 7~10월을 훈련 기간으로 삼아, 가을 풀코스 마라톤을 준비하는 것도 추천할 만하다.

겨울(영상 7도 이하)

"러닝은 동계 스포츠다"라고 할 만큼 겨울은 많은 훈련량을 소화할 수 있는 계절이다. 동계 시즌에 잘 훈련하며 준비하면 다음 해 마라톤 기록 단축이 가능하므로 러너에게 중요한 계절이기도 하다.

다만 기온이 낮아 러닝을 온전하게 할 수 없는 겨울에는 몸이 얼어서 운동 성능이 저하될 수밖에 없다. 따라서 무리해 달리게 되면 몸이 상할 수 있으므로 보온을 철저히 하고, 자신의 능력 기준 80% 레벨까지 올려야 하는 스피드 훈련 등으로 인해 부상이 올 수 있으므로 몸의 열감이 오를 때까지 근육과 힘줄에 부담이 되게 하지 않도록 다른 계절보다 페이스를 낮추는 것이 현명하다.

훈련 가이드

- **영하 3도 미만**: 훈련하려는 1km 페이스 기준보다 10초 늦게 설정
- **영상 3도 이상**: 정상 페이스로 훈련 가능

특히 겨울철 영하의 날씨에 마라톤 대회에 참가한다면 계획한 페이스보다 1km 기준 10~15초 느리게 달려야만 몸에 무리가 없다. 아무리 강한 멘탈을 가졌어도 영하 1, 2도의 기온에서는 절대로 기록이 나오지 않는다. 부득이 영하의 기온에 대회에 참가해야 한다면 복장으로는 몸이 상하지 않도록 얇은 긴팔 상의 위에 싱글렛으로 겹쳐 입고, 하의는 롱타이즈 착용을 추천한다. 낮은 기온에 맨살이 장시간 노출되면 무릎 주변 힘줄이 얼어서 손상을 입을 확률이 높다. 아무리 달려도 체온이 오르지 않고 계속 한기가 느껴진다면, 무리하게 버티지 말고 몸을 위해 과감히 멈추거나, 보수적으로 달려야 한다. 특히 내년 봄 풀코스 마라톤을 준비 중이라 훈련 강도를 낮출 수 없는 상황이라면, 정상적인 페이스 유지가 가능한 실내 운동센터의 트레드밀 훈련을 추천한다. 추위에 강한 러너라면 12월부터 3월까지 훈련을 이어가며, 본격적인 대회가 열리는 3~4월 풀코스 준비에 도전해보는 것도 좋다.

러닝을 위한 필수 장비

러닝화

> **러닝화 고르는 방법**
> - 소프트한 쿠션의 러닝화를 선택한다.
> - 쿠션의 두께가 30mm 이상으로 두꺼워야 한다.
> - 사이즈는 본인의 발 사이즈보다 한 치수 크게 선택한다. (예: 발 사이즈가 255mm라면 러닝화는 260mm)
> - 가죽이나 인조가죽을 피하고 부드러운 천 재질의 러닝화를 선택한다.
> - 두 족 이상의 러닝화를 구매하여 교체해가며 착용한다.

소프트한 쿠션 러닝화의 장점은 단단한 신발과 달리 충격 흡수력이 뛰어나 근육과 관절의 손상을 줄여준다는 것이다. 물론, 기록 단축이 목표인 엘리트 러너들은 딱딱한 쿠션 러닝화를 선호하지만, 일반 러너라면 부상 예방이 우선이다. 쿠션 두께가 30mm 이하일 경우, 신체에 충격이 더 강하게 전달되어 장기적으로 부상의 위험이 커진다. 반면, 두꺼운 쿠션은 무게가 늘어 장거리 러닝 시 피로가 쌓일 수 있으니 신중한 선택이 필요하다. 발 사이즈를 한 치수 크게 선택하는 것도 중요한 포인트다. 러닝 중 발톱 손상을 막고 편안한 착용감을 유지하기 위해서다. 마지막으로, 두 가지 이상의 러닝화를 번갈아 신음으로써 발의 피로를 효과적으로 분산할 수 있다.

이처럼 러닝화 선택은 단순한 신발 고르기가 아니라, 안전하고 쾌적한 러닝 생활을 위한 필수 전략임을 명심해야 한다.

러닝 의류

러닝 의류 고르는 방법

평상시 훈련
- 봄과 가을(영상 7~23도)
  - 상의: 반팔, 긴팔+얇은 바람막이
  - 하의: 3~7부 타이즈, 얇은 롱타이즈
- 여름(영상 23도 이상)
  - 상의: 반팔, 민소매 티셔츠(싱글렛)
  - 하의: 쇼츠, 3~5부 타이즈
- 겨울(영상 7도 이하)
  - 상의: 긴팔+반팔 레이어드+얇은 바람막이+베스트 등으로 여러 겹 겹쳐 입기
  - 하의: 기모 롱타이즈
  - 발목을 덮는 미드컷삭스 등의 긴 양말, 두꺼운 장갑, 버프, 모자, 귀마개 등 보온 장비

대회 참가
- 봄, 가을, 여름
  - 상의: 민소매 티셔츠(싱글렛), 반팔
  - 하의: 쇼츠, 3~5부 타이즈
  - 액세서리: 모자, 스포츠글라스
- 겨울
  - 상의: 긴팔+반팔 또는 싱글렛 레이어드
  - 하의: 얇은 롱타이즈
  - 액세서리: 모자, 스포츠글라스+보온 장비(얇은 장갑, 팔토시 등)

러닝화만큼 중요한 것이 바로 의류다. 달릴 때 입는 옷은 단순한 패션이 아니라, 땀 배출과 체온 조절, 그리고 퍼포먼스까지 좌우하는 실전 장비다. 특히 땀이 많이 나는 러닝 환경에서는 일반 면 티셔츠보다 속건성이 뛰어난 스포츠 기능성 원단의 의류가 훨씬 효과적이다. 빠르게 마르고 몸에 달라붙지 않기 때문에 장거리 러닝에서도 쾌적함을 유지할 수 있다. 기온과 계절에 따라 옷차림도 달라진다. 러닝은 계절을 가리지 않지만, 옷은 계절을 따라야 한다.

- **봄과 가을:** 영상 7도에서 23도 사이의 기온에서는 얇은 겹겹이 착장이 중요하다. 영상 10도 이하에서는 얇은 장갑이 도움이 되고, 상의는 반팔이나 얇은 긴팔 티셔츠에 가볍고 통기성이 좋은 바람막이를 더하는 것이 이상적이다. 하의는 3부에서 7부 길이의 타이즈나 얇은 롱타이즈를 추천한다. 찬바람을 막으면서도 달리기에 무리가 없도록 가벼워야 한다.
- **여름:** 영상 23도 이상의 기온에서는 가능한 한 가볍고 시원하게 입는 것이 좋다. 상의는 민소매 티셔츠(싱글렛)나 반팔이 기본이며, 하의는 짧은 쇼츠나 3~5부 타이즈가 적합하다. 땀이 쉽게 배출되고 통풍이 잘 되어야 하기 때문이다.
- **겨울:** 기온이 영상 7도 이하로 떨어지면 보온에 신경 써야 한다. 상의는 반팔과 긴팔 티셔츠를 레이어드하고, 그 위에 얇은 바람막

이나 보온 베스트 등을 여러 겹 입는 방식이 효과적이다. 하의는 기모 처리된 롱타이즈를 착용해 체온을 유지하고, 발목을 덮는 미드컷삭스나 긴 양말도 필수다. 여기에 더해 귀마개, 두꺼운 장갑, 모자, 버프 등 방한 액세서리를 함께 착용하면 혹한 속에서도 안정적인 러닝을 할 수 있다.

이처럼 러닝 의류는 단순한 유니폼이 아니라 환경과 목적에 맞춘 기능성 장비다. 기온, 습도, 거리, 속도에 따라 옷의 선택은 달라져야 하며, 이 선택이 러닝의 질을 결정짓는다. '어떤 옷을 입을까'는 곧 '어떻게 달릴 것인가'의 또 다른 표현이다.

최근에는 러닝의 대중화에 힘입어 거의 모든 스포츠 브랜드가 러닝 웨어에 가장 큰 비중을 두고 있다. 나이키, 아디다스, 아식스, 뉴발란스는 물론이고, 다양한 기능성 전문 브랜드에서 고퀄리티 러닝 의류를 손쉽게 만날 수 있다. 땀을 빠르게 말려주는 속건성, 신축성과 통기성을 갖춘 소재는 러너들에게 필수 조건이 되었다. 단, 이 기능성 원단은 섬세한 관리가 필요하다. 일반적인 세탁법으로는 원단이 쉽게 손상될 수 있기 때문에 단독세탁, 손세탁, 또는 빨래망 사용이 권장된다. 특히 건조기 사용은 옷감이 줄어들거나 변형될 수 있으므로 주의가 필요하다.

또한, 러닝을 마친 후에는 반드시 갈아입을 마른 옷을 챙기는 것이 중요하다. 훈련이나 대회가 끝난 뒤 땀에 젖은 옷을 계속 입고 있는 것은 단순한 불쾌함 이상의 문제다. 체온이 급격히 떨어져 컨디션이 저하될 수 있고, 특히 겨울철에는 감기와 같은 질환으로 이어질 수 있다. 러닝 직후에는 1회용 보디티슈로 땀을 닦고, 젖은 옷을 빠르게 벗고 마른 옷으로 갈아입는 것이 다음 훈련을 위한 컨디셔닝 측면에서도 매우 중요한 습관이다.

의류는 러닝을 지탱하는 가장 가까운 도구다. 어떤 옷을 입느냐가 오늘의 러닝을, 그리고 내일의 몸을 만든다. 달리기 전 옷장에서 손을 뻗는 그 순간, 이미 러닝은 시작되고 있는 셈이다.

시계

시계 고르는 방법

기본: 랩타임 측정이 가능한 시계를 선택한다.
- 스마트워치: GPS로 측정되는 기록이 비교적 정확하고 러닝 후 전용 앱으로 거리, 시간, 심박수 등의 상세한 리뷰가 가능하다. 워치의 무게, 기능, 가격대를 살펴보고 본인에게 맞는 모델을 선택한다.
- 스마트워치 선택 시 체크사항: 예산, 무게, 착용감, 배터리 지속 시간, GPS 정확도, 지원하는 스포츠, 데이터, 전용 앱 편리성, 실사용 리뷰 참고 등
- 스마트워치 대표 브랜드 추천: 가민, 순토, 코로스
- 애플워치 또는 갤럭시워치: 평상시 착용하는 워치를 러닝에서 활용할 수 있는 점이 장점이다. 랩타임도 체크가 가능하며 간단한 리뷰가 가능하다.
- 전자시계: 시간 표시와 랩타임 기능만 있는 워치로 가격이 저렴한 편이다.
- 휴대폰의 앱(나이키러닝, 스트라바 등): GPS로 러닝 기록, 시간 체크가 가능하나 가지고 달려야 하는 불편함이 있을 수 있다. 가지고 달리게 되는 경우 암밴드보다는 허리나 골반에 착용하는 러닝밴드를 추천한다. 한쪽 팔에 착용해야 하는 암밴드는 좌우 밸런스를 무너뜨릴 수 있다.

시계를 고르는 일은 러닝을 본격적으로 시작하는 러너에게 일종의 '첫 장비 선택'이라 할 수 있다. 단순한 시간 확인을 넘어서, 러닝 기록의 정확도와 훈련의 질을 좌우하는 핵심 도구이기 때문이다. 러닝용 시계를 고를 때 가장 기본적인 기준은 랩타임 laptime 기능의 유무다. 랩타임이란 시계의 기록 버튼을 누른 시점부터 다음 랩 버튼을 누르는 구간까지의 통과 시간을 의미한다. 예를 들어, 400m 트랙을 돌며 랩타임을 측정하면 한 바퀴당 소요 시간을 개별적으로 확인할 수 있어 훈련 강도 조절이나 페이스 분석에 유용하다. 따라서 러닝용 시계를 고를 땐 랩타임 측정이 가능한지를 반드시 확인해야 한다.

보다 진지하게 러닝을 하고자 한다면, 스마트워치도 고려해볼 만하다. GPS를 기반으로 실시간 거리와 속도, 이동 경로를 측정할 수 있으며, 심박수, 고도 변화, 트레이닝 효과 등 다양한 생체 데이터도 수집 가능하다. 러닝이 끝난 뒤에는 전용 앱을 통해 상세한 리뷰와 분석이 가능해 훈련 성과를 눈으로 확인할 수 있다. 브랜드에 따라 무게, 기능, 배터리 성능, 가격대가 다양하므로 본인의 필요와 예산에 맞는 모델을 고르는 것이 중요하다.

만약 러닝 외 일상에서도 사용할 워치를 찾는다면, 애플워치나 갤럭시워치처럼 스마트워치와 일반 시계의 경계를 허문 제품도 훌륭한 대안이 될 수 있다. 평소 착용하던 시계를 그대로 러닝에서도 활용할 수 있으며, 랩타임 측정은 물론 간단한 거리 및 시간 분석도 가능하다. 단, 러닝 중심의 훈련 데이터를 세세하게 기록하고 싶다면, 러닝 특화 워치

보다는 기능이 다소 제한적일 수 있다.

초심자라면 기본 전자시계도 괜찮은 선택이다. 가격이 저렴하고, 시간 확인 및 랩타임 측정 기능이 탑재되어 있어 가벼운 훈련이나 페이스 조절을 연습하기에 적합하다. 복잡한 기능보다 간단한 조작과 가벼움을 원한다면 이쪽을 고려해도 좋다.

또한, 시계를 별도로 구매하지 않고 스마트폰 앱을 활용하는 방법도 있다. 나이키 런 클럽, 스트라바 같은 앱을 사용하면 GPS를 통해 러닝 거리, 시간, 페이스를 손쉽게 기록할 수 있다. 다만, 스마트폰을 들고 달리는 번거로움은 감수해야 한다. 팔에 착용하는 암밴드는 좌우 밸런스를 무너뜨릴 수 있어, 허리나 골반에 착용하는 러닝밴드를 추천한다.

러닝 시계는 러너의 '두 번째 심장'이다. 어떤 시계를 차느냐에 따라 당신의 훈련 방식이 달라지고, 러닝의 몰입도와 데이터 해석 수준도 달라진다. 기록을 쌓고, 자신을 분석하며, 다음 달리기를 준비하는 과정은 늘 이 작은 시계에서 시작된다.

이 외 러닝 아이템

러닝을 위한 준비물 가운데 단순한 보조 장비로만 여겨졌던 아이템들이 어느 순간부터 러닝 퍼포먼스와 직결되는 핵심 장비로 주목받기 시작했다. 대표적인 것이 선글라스, 모자, 러닝밴드, 그리고 컴프레션 제품들이다. 이 장비들은 러닝 시 집중력, 체력 유지, 피로 회복, 부상 방지까지 영향을 줄 수 있기 때문에 올바른 제품 선택이 중요하다.

러닝 선글라스는 단순한 패션 아이템이 아니다. 강한 햇빛과 자외선은 눈의 피로도를 높이고, 이는 러닝 집중력 저하로 이어질 수 있다. 따라서 자외선 차단 기능이 있는 렌즈는 필수이며, 무엇보다 달릴 때 얼굴에서 흔들림 없이 밀착되는 프레임을 선택해야 한다. 최근에는 스포츠 전용 글라스 외에도 일상에서 착용 가능한 라이프스타일 선글라스를 러닝에 활용하는 경우가 많아졌다. 고정력이 뛰어난 데다 가벼우며 디자인적 만족도까지 더해져 평소에도 착용 가능한 제품이 러너들 사이에서 인기를 끌고 있다.

모자는 시선을 보호하고 집중력을 높이는 장비다. 자외선 차단은 물론, 흐르는 땀을 이마에서 흘러내리지 않게 막아주는 역할도 한다. 볼캡 또는 선캡 스타일 중 선택할 수 있으며, 무엇보다 가볍고 땀이 빠르게 마르는 스포츠 기능성 원단으로 제작된 제품을 고르는 것이 좋다. 특히 장거리 러닝에서는 눈의 피로도가 줄어들고, 시야가 안정되어 더 오래 집중할 수 있다는 점에서 모자의 역할은 꽤나 크다.

러닝밴드는 장거리 러닝을 위한 '작은 백팩'이다. 스마트폰, 에너지젤, 열쇠 등 필수품을 담을 수 있으며, 달리는 도중 흔들리지 않고 허리나 골반에 안정적으로 밀착된다. 밴드 타입, 벨크로 타입 등 다양한 형태가 존재하며, 공통적으로 '흔들림 없음'과 '수납물의 고정성'이 핵심이다. 내용물이 달리는 중에 이리저리 움직이지 않고, 꺼낼 때도 쉽게 손이 닿는 구조인지 체크해보자. 땀에 젖을 가능성도 크기 때문에, 통기성과 속건성이 뛰어난 기능성 원단 제품을 추천한다.

컴프레션 제품은 다리의 피로를 줄여주는 비밀 병기다. 대표적으로는 미드컷삭스, 카프 슬리브, 그리고 양말과 일체형으로 제작된 런삭스가 있다. 종아리 근육의 떨림을 줄이고, 혈액순환을 도와 다리의 피로도를 낮춰주는 것이 주요 기능이다. 또한 장거리 러닝 시 발생할 수 있는 쥐를 예방하고 회복 시간을 단축하는 데 도움을 준다. 중요한 건 '압박감'이다. 본인의 종아리 굵기나 발 형태에 맞지 않으면 오히려 통증이 생길 수 있으므로, 훈련할 때 여러 종류를 착용해본 후 가장 편안한 제품을 사용하는 것이 안전하다.

러닝은 장비의 스포츠다. 몸에 닿는 모든 것이 곧 러닝의 효율로 이어진다. 작은 장비일지라도 내 몸과의 궁합을 확인하고, 나에게 맞는 선택을 올바르게 한다면 러닝의 질은 확연히 달라질 것이다.

PART 2

대한민국 러너들을 위한
맞춤형 훈련법

01

10km 완주부터 시작하기

프로그램 설명

달리기를 처음 시작한 초보 러너가 10km 마라톤을 57~70분 내외로 완주하기 위해 7주 동안 진행하는 입문 프로그램이다.

프로그램 특징

별 다섯 개 포인트 훈련일: 주 1회

10km 완주 대비 러닝 습관을 갖추고 완주율을 높이기 위한 훈련일: 주 2~3회(훈련일과 휴식일이 매주 다르게 구성됨)

훈련 목표 설정

1일 거리량: 3~10km / 주간 거리량: 17~30km / 월 거리량: 70~120km

훈련 페이스 설정 예시

1. 러닝 5km(1km 구간 페이스: 대회 페이스보다 45~50초 느리게)

   10km 60분 목표

   step 1. 1km 구간 페이스는 6분

   step 2. 6분에 45~50초 추가한다.

   step 3. 1km 훈련 페이스는 6분 45~50초

   step 4. 산출한 1km 훈련 페이스로 5km를 달린다.

2. 러닝 400m(400m 구간 페이스: 대회 1km 구간 페이스보다 15초 빠르게 설정한 후 400m 분할)

   10km 60분 목표

   step 1. 1km 구간 페이스는 6분

   step 2. 6분에서 15초를 뺀다.

   step 3. 1km 훈련 페이스는 5분 45초

   step 4. 400m 분할한 페이스는 2분 18초

■ 1주 차

화요일	러닝 5km(1km 구간 페이스: 대회 페이스보다 45~50초 느리게)
목요일	러닝 5km(1km 구간 페이스: 대회 페이스보다 45~50초 느리게)

토요일	1. 워밍업 15분(1km 페이스: 7분~7분 30초 내외) 2. 휴식 7분 3. (1km(1km 구간 페이스: 대회 페이스보다 10초 느리게) + 휴식 1분 30초) × 3rounds 4. 쿨다운 러닝 5분(1km 페이스: 8분 30초~9분 내외)

■ 2주 차

월요일	러닝 5km(1km 구간 페이스: 대회 페이스보다 45~50초 느리게)
수요일	1. 워밍업 15분(1km 페이스: 7분~7분 30초 내외) 2. 휴식 7분 3. (1km(1km 구간 페이스: 대회 페이스보다 5초 빠르게 + 휴식 2분) × 5rounds 4. 쿨다운 러닝 5분(1km 페이스: 8분 30초~9분 내외)
금요일	러닝 5km(1km 구간 페이스: 대회 페이스보다 35~45초 느리게)
일요일	러닝 6km(1km 구간 페이스: 대회 페이스보다 35~40초 느리게)

■ 3주 차

화요일	1. 워밍업 20분(1km 페이스: 7분~7분 30초 내외) 2. 휴식 7분 3. (400m(400m 구간 페이스: 대회 1km 구간 페이스 보다 15초 빠르게 설정한 후 400m 분할 + 휴식 1분 30초) × 7rounds 4. 쿨다운 러닝 5분(1km 페이스: 8분 30초~9분 내외)
목요일	러닝 5km(1km 구간 페이스: 대회 페이스보다 45~50초 느리게)
토요일	러닝 7km(1km 구간 페이스: 대회 페이스보다 35~40초 느리게)

■ 4주 차

월요일	러닝 7km(1km 구간 페이스: 대회 페이스보다 35~40초 느리게)
수요일	1. 워밍업 15분(1km 페이스: 7분~7분 30초 내외) 2. 휴식 7분 3. (1km(1km 구간 페이스: 대회 페이스보다 5초 빠르게 + 휴식 2분) × 7rounds 4. 쿨다운 러닝 5분(1km 페이스: 8분 30초~9분 내외)
금요일	러닝 7km(1km 구간 페이스: 대회 페이스보다 40~45초 느리게)
일요일	러닝 8km(1km 구간 페이스: 대회 페이스보다 45~50초 느리게)

■ 5주 차

화요일	러닝 5km(1km 구간 페이스: 대회 페이스보다 35~40초 느리게)
목요일	러닝 7km(1km 구간 페이스: 대회 페이스보다 45~50초 느리게)
토요일	1. 워밍업 15분(1km 페이스: 7분~7분 30초 내외) 2. 휴식 7분 3. 5km(1km 구간 페이스: 대회 페이스보다 10초 느리게) 4. 쿨다운 러닝 5분(1km 페이스: 8분 30초~9분 내외)
일요일	러닝 10km(1km 구간 페이스: 대회 페이스보다 45~50초 느리게)

■ 6주 차

화요일	러닝 7km(1km 구간 페이스: 대회 페이스보다 40~45초 느리게)
목요일	러닝 7km(1km 구간 페이스: 대회 페이스보다 35~40초 느리게)

토요일	1. 워밍업 15분(1km 페이스: 7분~7분 30초 내외) 2. 휴식 7분 3. 5km(1km 구간 페이스: 대회 페이스보다 5초 느리게) 4. 쿨다운 러닝 5분(1km 페이스: 8분 30초~9분 내외).

■ **7주 차**

화요일	1. 워밍업 20분(1km 페이스: 7분~7분 30초 내외) 2. 휴식 7분 3. (400m(400m 구간 페이스: 대회 1km 구간 페이스보다 15초 빠르게 설정한 후 400m 분할 + 휴식 1분 30초) × 10rounds 4. 쿨다운 러닝 5분(1km 페이스: 8분 30초~9분 내외)
목요일	러닝 7km(1km 구간 페이스: 대회 페이스보다 35~40초 느리게)
토요일	러닝 3km(1km 구간 페이스: 대회 페이스보다 40~45초 느리게)
일요일	1. 워밍업 15분(1km 페이스: 7분~7분 30초 내외) 2. 휴식 7분 3. 10km 기록 측정 4. 쿨다운 러닝 5분(1km 페이스: 8분 30초~9분 내외)

02

풀코스(42.195km)
기록 단축하기

프로그램 설명

첫 풀코스 마라톤 완주에 도전하는 러너를 위한 10주간의 훈련 프로그램이다. 목표 기록은 3시간 50분에서 5시간 사이이며, 이 훈련을 온전히 소화하려면 10km를 1시간 5분 이내로 달릴 수 있어야 한다.

프로그램 특징

별 다섯 개 포인트 훈련일: 수, 일

풀코스 대비 누적 훈련 거리량을 늘리고 포인트 훈련을 연계해 진행하는 훈련일: 월, 화, 목, 금, 토

훈련 목표 설정

1일 거리량: 7~12km / 주간 거리량: 45~50km / 월 거리량: 170~190km

■ 1주 차

월요일	1. 워밍업 러닝 15분(1km 구간 페이스: 6분~7분 30초 내외) 2. 휴식 7분 3. (1km(1km 구간 페이스: 대회 페이스보다 10초 느리게) + 휴식 2분) × 5rounds 4. 쿨다운 러닝 5분(1km 구간 페이스: 8~9분 내외)
화요일	러닝 60분(1km 구간 페이스: 대회 페이스보다 30~40초 느리게)
수요일	1. 워밍업 러닝 15분(1km 구간 페이스: 6분~7분 30초 내외) 2. 휴식 7분 3. 7km(1km 구간 페이스: 대회 페이스보다 20초 느리게) 4. 쿨다운 러닝 5분(1km 구간 페이스: 8~9분 내외)
목요일	휴식
금요일	러닝 70분(1km 구간 페이스: 6분~7분 30초 내외)
토요일	1. 러닝 30분(1km 구간 페이스: 6분~7분 30초 내외) 2. 휴식 7분 3. 1km (1km 구간 페이스: 대회 페이스와 동일)
일요일	1. 워밍업 러닝 15분(1km 페이스: 6분~7분 30초 내외) 2. 휴식 7분 3. 10km 엔듀런스(1km 구간 페이스: 대회 페이스보다 20초 느리게) 4. 쿨다운 러닝 5분(1km 구간 페이스: 8~9분 내외)

■ **2주 차**

월요일	휴식
화요일	러닝 60분(1km 구간 페이스: 대회 페이스보다 30~40초 느리게)
수요일	1. 워밍업 러닝 15분(1km 구간 페이스: 6분~7분 30초 내외) 2. 휴식 7분 3. (3km(1km 구간 페이스: 대회 페이스보다 5초 빠르게) + 휴식 5분) × 2rounds 4. 쿨다운 러닝 5분(1km 구간 페이스: 8분 30초~9분 내외)
목요일	휴식
금요일	러닝 70분(1km 구간 페이스: 6분~7분 30초 내외)
토요일	1. 러닝 30분(1km 구간 페이스: 6분~7분 30초 내외) 2. 휴식 7분 3. 1km(1km 구간 페이스: 대회 페이스와 동일)
일요일	1. 워밍업 러닝 15분(1km 구간 페이스: 6분~7분 30초 내외) 2. 휴식 7분 3. 12km 엔듀런스(1km 구간 페이스: 대회 페이스보다 10초 느리게) 4. 쿨다운 러닝 5분(1km 구간 페이스: 8~9분 내외)

■ **3주 차**

월요일	휴식
화요일	러닝 60분(1km 구간 페이스: 대회 페이스보다 30~40초 느리게)
수요일	1. 워밍업 러닝 15분(1km 구간 페이스: 6분~7분 30초 내외) 2. 휴식 7분 3. 5km(1km 구간 페이스: 대회 페이스보다 10초 빠르게)
목요일	휴식

금요일	러닝 80분(1km 구간 페이스: 6분~7분 30초 내외)
토요일	1. 러닝 30분(1km 구간 페이스: 6분~7분 30초 내외) 2. 휴식 7분 3. 1km(1km 구간 페이스: 대회 페이스와 동일)
일요일	1. 워밍업 러닝 15분(1km 페이스: 6분~7분 30초 내외) 2. 휴식 7분 3. (1km(1km 구간 페이스: 대회 페이스보다 5초 빠르게) + 휴식 2분) × 10rounds 4. 쿨다운 러닝 5분(1km 구간 페이스: 8~9분 내외)

■ **4주 차**

월요일	휴식
화요일	러닝 70분(1km 구간 페이스: 대회 페이스보다 30~40초 느리게)
수요일	1. 워밍업 러닝 15분(1km 구간 페이스: 6분~7분 30초 내외) 2. 휴식 7분 3. 4km(1km 구간 페이스: 대회 페이스보다 5초 빠르게) 4. 휴식 5분 5. 2km(1km 구간 페이스: 대회 페이스보다 10초 빠르게) 6. 쿨다운 러닝 5분(1km 구간 페이스: 8~9분 내외)
목요일	휴식
금요일	러닝 80분(1km 구간 페이스: 6분~7분 30초 내외)
토요일	1. 러닝 30분(1km 구간 페이스: 6분~7분 30초 내외) 2. 휴식 7분 3. 1km(1km 구간 페이스: 대회 페이스와 동일)
일요일	1. 워밍업 러닝 15분(1km 페이스: 6분~7분 30초 내외) 2. 휴식 7분 3. 20km 거리주(1km 구간 페이스: 대회 페이스보다 20~30초 느리게) 4. 쿨다운 러닝 5분(1km 구간 페이스: 8~9분 내외)

■ 5주 차

월요일	휴식
화요일	러닝 60분(1km 구간 페이스: 대회 페이스보다 30~40초 느리게)
수요일	1. 워밍업 러닝 15분(1km 구간 페이스: 6분~7분 30초 내외) 2. 휴식 7분 3. 7km(1km 구간 페이스: 대회 페이스보다 10초 느리게) 4. 쿨다운 러닝 5분(1km 구간 페이스: 8~9분 내외)
목요일	휴식
금요일	러닝 90분(1km 구간 페이스: 6분~7분 30초 내외)
토요일	1. 러닝 30분(1km 구간 페이스: 6분~7분 30초 내외) 2. 휴식 7분 3. 1km(1km 구간 페이스: 대회 페이스와 동일)
일요일	1. 워밍업 러닝 15분(1km 페이스: 6분~7분 30초 내외) 2. 휴식 7분 3. 30km 거리주(1km 구간 페이스: 대회 페이스보다 30~40초 느리게) 4. 쿨다운 러닝 5분(1km 구간 페이스 : 8~9분 내외)

■ 6주 차

월요일	휴식
화요일	러닝 70분(1km 구간 페이스: 대회 페이스보다 30~40초 느리게)
수요일	1. 워밍업 러닝 15분(1km 구간 페이스: 6분~7분 30초 내외) 2. 휴식 7분 3. (1km(1km 구간 페이스: 대회 페이스보다 10초 빠르게) + 휴식 2분) × 7rounds 4. 쿨다운 러닝 5분(1km 구간 페이스: 8~9분 내외)

목요일	휴식
금요일	러닝 90분(1km 구간 페이스: 6분~7분 30초 내외)
토요일	1. 러닝 30분(1km 구간 페이스: 6분~7분 30초 내외) 2. 휴식 7분 3. 1km(1km 구간 페이스: 대회 페이스와 동일)
일요일	1. 워밍업 러닝 15분(1km 페이스: 6분~7분 30초 내외) 2. 휴식 7분 3. 120분 시간주(1km 구간 페이스: 대회 페이스보다 40~50초 느리게) 4. 쿨다운 러닝 5분(1km 구간 페이스: 8~9분 내외)

■ **7주 차**

월요일	휴식
화요일	러닝 70분(1km 구간 페이스: 대회 페이스보다 30~40초 느리게)
수요일	1. 워밍업 러닝 15분(1km 구간 페이스: 6분~7분 30초 내외) 2. 휴식 7분 3. (1km(1km 구간 페이스: 대회 페이스보다 15초 빠르게) + 휴식 2분) × 5rounds 4. 쿨다운 러닝 5분(1km 구간 페이스: 8~9분 내외)
목요일	휴식
금요일	러닝 80분(1km 구간 페이스: 6분~7분 30초 내외)
토요일	1. 러닝 30분(1km 구간 페이스: 6분~7분 30초 내외) 2. 휴식 7분 3. 1km(1km 구간 페이스: 대회 페이스와 동일)
일요일	1. 워밍업 러닝 15분(1km 페이스: 6분~7분 30초 내외) 2. 휴식 7분 3. 38km 거리주(1km 구간 페이스: 대회 페이스보다 30~40초 느리게) 4. 쿨다운 러닝 5분(1km 구간 페이스: 8~9분 내외)

■ 8주 차

월요일	휴식
화요일	러닝 60분(1km 구간 페이스: 대회 페이스보다 30~40초 느리게)
수요일	1. 워밍업 러닝 30분(1km 구간 페이스: 6분~7분 30초 내외) 2. 휴식 7분 3. 2km(1km 구간 페이스: 대회 페이스보다 15초 빠르게) + 휴식 5분) × 2rounds 4. 쿨다운 러닝 5분(1km 구간 페이스: 8~9분 내외)
목요일	휴식
금요일	러닝 70분(1km 구간 페이스: 6분~7분 30초 내외)
토요일	1. 러닝 30분(1km 구간 페이스: 6분~7분 30초 내외) 2. 휴식 7분 3. 1km(1km 구간 페이스: 대회 페이스와 동일)
일요일	1. 워밍업 러닝 15분(1km 페이스: 6분~7분 30초 내외) 2. 휴식 7분 3. 20km 대회 페이스(1km 구간 페이스: 대회 페이스와 동일) 4. 쿨다운 러닝 5분(1km 구간 페이스 : 8~9분 내외)

■ 9주 차

월요일	휴식
화요일	러닝 50분(1km 구간 페이스: 대회 페이스보다 30~40초 느리게)
수요일	1. 워밍업 러닝 20분(1km 구간 페이스: 6분~7분 30초 내외) 2. 휴식 7분 3. 5km(1km 구간 페이스: 대회 페이스보다 10초 빠르게) 4. 쿨다운 러닝 5분(1km 구간 페이스: 8~9분 내외)
목요일	휴식

금요일	러닝 50분(1km 구간 페이스: 6분~7분 30초 내외)
토요일	1. 러닝 30분(1km 구간 페이스: 6분~7분 30초 내외) 2. 휴식 7분 3. 1km(1km 구간 페이스: 대회 페이스와 동일)
일요일	1. 워밍업 러닝 15분(1km 페이스: 6분~7분 30초 내외) 2. 휴식 7분 3. 10km 엔듀런스(1km 구간 페이스: 대회 페이스보다 5초 빠르게) 4. 쿨다운 러닝 5분(1km 구간 페이스 : 8~9분 내외)

■ 10주 차

월요일	휴식
화요일	러닝 50분(1km 구간 페이스: 대회 페이스보다 30~40초 느리게)
수요일	1. 워밍업 러닝 30분(1km 구간 페이스: 6분~7분 30초 내외) 2. 휴식 7분 3. 3km(1km 구간 페이스: 대회 페이스보다 15초 빠르게) 4. 쿨다운 러닝 5분(1km 구간 페이스 : 8~9분 내외)
목요일	휴식
금요일	러닝 50분(1km 구간 페이스: 6분~7분 30초 내외)
토요일	1. 러닝 30분(1km 구간 페이스: 6분~7분 30초 내외) 2. 휴식 7분 3. 1km(1km 구간 페이스: 대회 페이스와 동일)
일요일	풀코스 마라톤 대회 워밍업 프로그램 1. 워밍업 러닝 17분(1km 페이스: 6분~7분 30초 내외) 2. 화장실 방문 및 장비점검 3. 대회출발선 이동

03

바쁜 직장인을 위한 짧고 효과적인 러닝 루틴

아침에 하는 훈련법

아침에 1시간 일찍 일어나 운동하는 습관을 만들어보자. 아침에 훈련 계획이 잡혀 있으면 전날 늦게까지 놀지 않게 되고, 자연스럽게 일찍 자고 일찍 일어나는 건강한 루틴이 만들어진다. 대다수 직장인은 퇴근 후 저녁 시간에 하는 운동을 계획하지만, 야근이나 회식 등 다양한 변수로 인해 본인의 의지와 상관없이 운동을 거르게 되는 경우가 많다. 반면, 아무에게도 방해받지 않는 아침 시간에 미리 운동을 마쳐두면 외부 변수에 영향을 받지 않고 하루를 기분 좋게 시작할 수 있다. 특히 아침 운동은 신진대사를 활성화하고 정신 건강에도 긍정적인 영향을 준다는 연구 결과도 있다.

공복 상태로도 러닝은 가능하지만, 공복 러닝이 힘들다면 에너지젤 하나를 섭취해보자. 러닝 전에는 밤새 굳어 있던 몸을 동적 스트레칭으로 풀어준 후, 거리보다 시간을 기준으로 러닝을 하는 것이 좋다. 예를 들어 매일 60분 러닝을 계획했다면, 컨디션이 좋은 날에는 10km를, 컨디션이 좋지 않은 날에는 7~8km를 달릴 수도 있다. 거리를 고정해두면 컨디션과 상관없이 무리하게 목표 거리를 채우게 되므로, 시간을 기준으로 그날의 몸 상태에 맞춰 달리는 것이 더 안전하고 효율적이다.

아침 시간 1시간 훈련 가이드
❶ 기상 후 상체 스트레칭
❷ 러닝 전 동적 스트레칭
❸ 러닝 60분 진행
❹ 러닝 후 정적 스트레칭 및 마무리

저녁에 하는 훈련법

이른 아침 기상이 어려운 저녁형 러너라면 저녁 시간을 활용해 훈련해보도록 하자. 다만 저녁에는 식사를 거른 채 달리게 되는 경우가 많고, 러닝 후 식사 시간이 늦어지면 소화나 흡수에 좋지 않을 뿐만 아니라 체중 관리에도 불리할 수 있다. 이를 보완하려면 오후 시간에 위에 부담이 되지 않는 음식을 소량씩 나눠 섭취해 허기짐을 막고, 러닝 직전에는 에너지젤을 섭취하는 것이 좋다. 단, 몸이 각성될 수 있는 카페인 함유 에너지젤은 피하는 것이 좋다. 또한 자전거 출퇴근처럼 러닝도 출퇴근 수단으로 활용할 수 있다. 기록 향상을 위한 포인트 훈련보다는 출퇴근 러닝을 통해 심신이 안정되고 삶의 만족도가 높아지는 데 만족한다면 충분히 추천할 만한 방식이다.

주말에 하는 훈련법

시간 여유가 있는 주말에는 시간주(시간을 정해놓고 달리는 것)나 거리주(거리를 정해놓고 달리는 것)처럼 시간이 많이 소요되는 러닝 훈련, 또는 강도 높은 스피드 훈련이나 힐 트레이닝 등 포인트 있는 훈련을 소화하기에 좋다. 훈련은 자신이 목표로 하는 마라톤 대회의 코스나 거리 특성에 맞춰 계획하는 것이 이상적이다. 만약 훈련 계획을 세우는 것이 어렵다면, 전문 러닝 코치의 지도와 체계적인 훈련 프로그램이 제공되는 러닝 클래스에 참여하는 것도 좋은 방법이다.

러너들이 잘못 알고 있는 러닝 상식 TOP 3

1. 대회 전날에는 고기를 먹어야 힘이 난다.

고기는 소화와 흡수에 7시간 이상 걸리기 때문에 바로 에너지로 쓰이기 어렵다. 오히려 다음 날 몸이 무겁게 느껴질 수 있어 경기력에 방해가 될 수 있다. 전날 에너지를 비축하고 싶다면 탄수화물 위주의 식사가 더 효과적이다. 탄수화물은 글리코겐 형태로 저장돼서 운동 중에 주요 에너지원으로 쓰인다. 일반적인 식사 기준으로 글리코겐 전환까지는 약 2시간 이상 걸리기 때문에, 최소 3시간 전에는 식사를 마치는 게 좋다. 게다가 요즘은 에너지젤 제품이 다양하게 나와 있다. 경기 중 필요한 에너지는 이런 보충식품으로도 충분히 공급할 수 있다. 결론적으로, 대회 전날은 고기보다는 탄수화물 위주로 가볍게 먹는 게 더 적절하다.

2. 거리 마일리지가 많을수록 기록이 향상된다.

한 달에 400~500km 이상을 달려야 sub3(마라톤을 3시간 이내에 완주

하는 기록)를 할 수 있다는 경험담을 듣기도 한다. 그러나 이는 모두에게 적용되는 절대 기준이 아니다. 거리를 통해 실력 향상이 되는 경우도 있지만, 이는 일부의 경험일 뿐이며 보편적인 방법으로 일반화할 수 없다. 마일리지는 억지로 채우기보다 체계적인 훈련 프로그램 안에서 자연스럽게 누적되는 것이 더 효과적이며, 부상의 위험도 줄일 수 있다.

저중강도의 훈련을 적절히 세팅하면 하루를 쉬지 않아도 회복할 수 있는 훈련 루틴이 가능해진다. 풀코스 마라톤을 준비하는 프로그램은 에너지를 완전히 소진시키는 방식이 아니기에 훈련을 마친 후에도 일정한 여유가 남는 상태를 유지하는 것이 중요하다.

또한 장거리 훈련은 마라톤을 준비하는 데 필수지만, 마일리지를 의무감으로 채우거나 남과 경쟁하듯 훈련해 과도한 피로가 누적된다면 역효과가 날 수 있다. 예를 들어 장거리 훈련 후 3일 이상 쉬어야 할 만큼 회복이 더디다면, 이는 적절한 훈련이라고 보기 어렵다. 장거리 러닝은 파워보다 회복력이 더 중요하다. 근육에 피로가 쌓이면 근육이 돌처럼 굳고 움직임이 둔해지며, 부상의 위험도 커진다. 그래서 장거리 러너들은 운동 전후에 근육을 말랑하게 풀어주는 마사지를 적극 활용한다.

결국 중요한 것은 마일리지 자체보다 나에게 맞는 체계적인 훈련과 근육 관리로 기록을 향상시킬 수 있다는 점을 잊지 말자.

3. 멘탈이 좋아야 잘 달릴 수 있다.

'라면만 먹고도 뛴다', '정신력으로 버틴다'는 식의 말은 이제 옛날 말이다. 러닝은 멘탈이 아닌 월등한 몸을 먼저 만들어야 가능한 운동이다. 완주 후 절뚝거리며 걷는 것이 당연한 것이 아니라, 골인 후에도 멀쩡하게 걸어다닐 수 있는 몸을 만드는 것이 마라톤의 목표다. 멘탈의 비중을 낮추고, 신체 기능의 우월성을 높이는 훈련에 집중하라. 엘리트 선수들처럼 완주 후에도 피로가 누적되지 않은 상태를 만드는 것이 핵심이다.

트레이닝의 99%는 몸을 만들기 위한 것이고, 멘탈 훈련은 1%면 충분하다. 우리의 관심사는 달리기가 쉬워지는 것이다. 그러므로 운동 방법은 심플해야 한다. 몸이 강해지면 멘탈을 쓰지 않아도 달리기가 쉬워지고, 달리기가 쉬워지면 스피드를 올리는 데 부담이 없고 아무리 달려도 몸이 피로하지 않으니 오래 달리게 된다.

PART 3

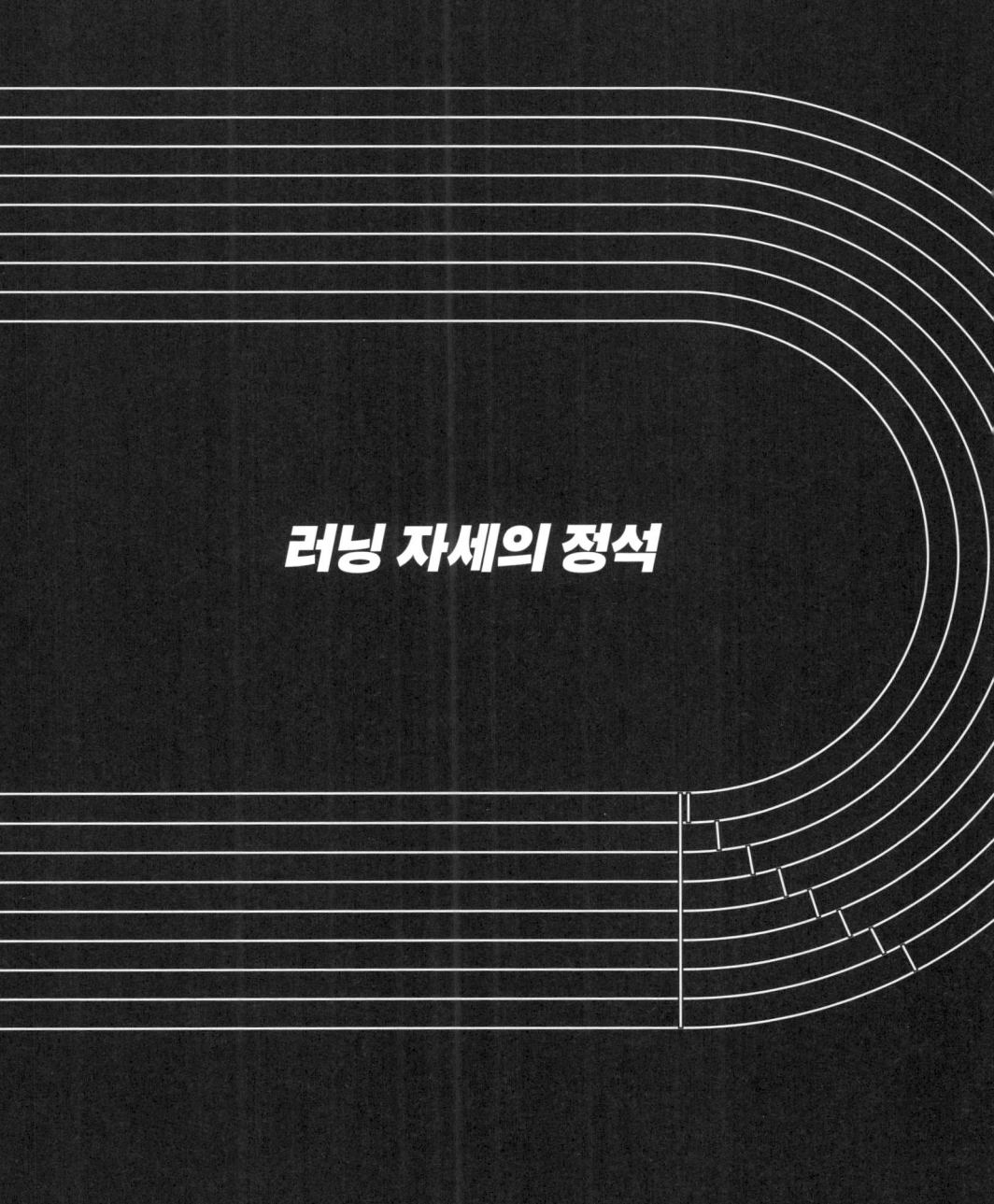

러닝 자세의 정석

Running Bible

01

올바른 러닝 자세

착지 동작 이해하기

러닝에는 세 가지 착지법이 있다. 포어풋Forefoot 착지, 미드풋Midfoot 착지, 힐풋Heelfoot 착지이다.

어떤 착지 방식을 사용할지 결정하기 전에, 발바닥 구조상 자신에게 타고난 부위를 먼저 파악해야 한다. 발은 크게 발가락, 발볼, 뒤꿈치 세 영역으로 나뉘는데, 이 중에서 가장 타고난 부위는 발볼이다. 발가락 바로 아래 위치한 부위로, 해부학적으로는 중족골이라 부른다. 뒤꿈치는 충격을 잘 흡수하지 못하는 구조로 상대적으로 불리하며, 발가락은 힘이 월등하지 않아 보호해야 할 부위다. 달릴 때 발가락에 과도한 압력을 주거나 힘을 몰아 쓰게 되면, 염증이나 다양한 통증이 발생할 수 있다.

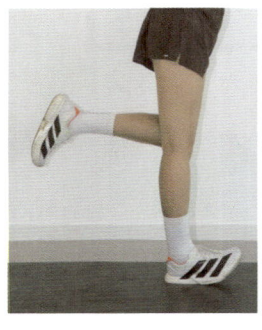 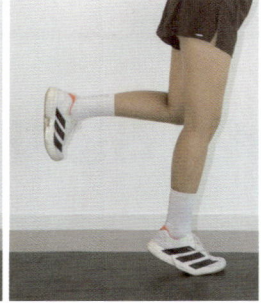 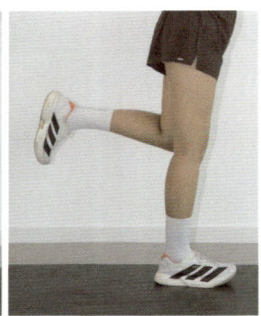

힐풋(뒤꿈치로 먼저 닿기)   포어풋(발볼로 먼저 닿기)   미드풋(전체적으로 닿기)

따라서 가장 안정적인 부위인 발볼로 착지하는 것이 바람직하며, 이 방식을 기반으로 한 착지가 포어풋 혹은 미드풋이다.

힐풋 착지는 뒤꿈치 → 중간 발 → 발끝 순으로 구르는 롤링 동작이 발생한다. 이 과정에서 에너지가 손실되며, 지면 접촉 시간도 길어져 매우 비효율적이다. 또한, 뒤꿈치는 본래 충격을 흡수하는 구조가 아니기 때문에 이 방식은 신발에 대한 의존도가 높은 착지법이다. 즉, 신체 구조상 자연스러운 착지가 아니라 신발 구조에 의해 가능해진 방식이다. 신발을 제작할 때는 충격을 완화하기 위해 뒤꿈치 쪽에 에어나 쿠션을 넣는다. 이 덕분에 뒤꿈치 착지가 가능해졌을 뿐, 신발을 벗고 맨발로 달리면 뒤꿈치 착지는 불가능하다.

맨발로 달릴 때는 기능적으로 타고난 부위인 발볼로 착지하게 된다. 실제로 신발을 벗고 달리면 누구나 자연스럽게 발볼을 사용하게 되며, 점핑 동작에서도 발볼로 터치해야만 점핑력이 제대로 발휘된다. 뒤꿈치만으로는 점프가 어렵다.

포어풋과 미드풋의 착지 차이를 살펴보면, 경기력 측면에서 가장 우수한 방식은 포어풋 착지이다. 그러나 이 방식은 정교함이 요구되며, 극소수의 숙련된 러너만 정확하게 구사할 수 있다. 착지 시 발 뒤꿈치가 약간이라도 높아지면 종아리가 과도하게 개입될 수 있다. 이에 비해 발볼로 먼저 터치하고 뒤꿈치가 자연스럽게 닿는 미드풋 착지는 가장 안정적인 방식이기에 추천할 만하다. 포어풋과 미드풋 착지는 시간 차이가 아주 미세할 뿐, 기능적으로는 거의 유사하다.

단거리 육상 선수처럼 경기 마지막 스퍼트에서 치열한 경쟁을 벌이는 상황이라면 발볼만을 사용해 포어풋 착지로 순간적인 파워를 끌어올려야 한다. 그러나 일반적인 러닝에서는 뒤꿈치를 가볍게 닿게 하는 미드풋 착지 방식이 가장 안정적이며 신체 구조상으로도 기능을 충분히 활용할 수 있는 방법이다. 미드풋 착지의 이상적인 무게 분배는 발볼 70~80%, 뒤꿈치 20~30% 수준이다.

러닝에서 11자와 일자 착지의 차이점

러닝 착지 시, 발이 지면에 닿는 위치에 대한 기준은 시대에 따라 달라졌다. 과거에는 발을 일자 형태로 놓는 착지 방식이 이상적이라고 여겨졌지만, 최근에는 해부학적 관점에서 11자 착지가 훨씬 더 우수한 방식으로 평가받고 있다. 고관절의 위치를 기준으로 살펴보면, 왼쪽과 오른쪽은 각각 약간의 간격 차이가 있다. 무릎을 들어 올렸을 때, 대부분 몸의 중심선이 정중앙이라고 생각하기 쉽지만, 해부학적으로는 왼쪽 다리는 왼쪽 고관절 기준, 오른쪽 다리는 오른쪽 고관절 기준으로 각각 수직으로 들어 올리는 것이 올바른 움직임이다. 두 다리를 가운데로 모았을 때 발생하는 문제는 힘의 방향에 굴곡이 생긴다는 점이다. 고관절 기준에서 다리를 중앙으로 모으면 무릎이 안쪽으로 들어가고, 다리는 바깥으로 벌어지는 형태가 나타난다. 이로 인해 힘을 효율적으로 전달하지 못하며, 심한 경우 안짱다리 형태로 이어질 수도 있다.

    가장 이상적인 해부학적 기준은 무릎 사이에 주먹 하나 정도 들어갈 수 있는 간격을 유지하는 것이다. 골반의 크기가 큰 경우라면, 이 간격을 조금 더 넓게 잡아도 무방하다. 이처럼 중심을 가운데로

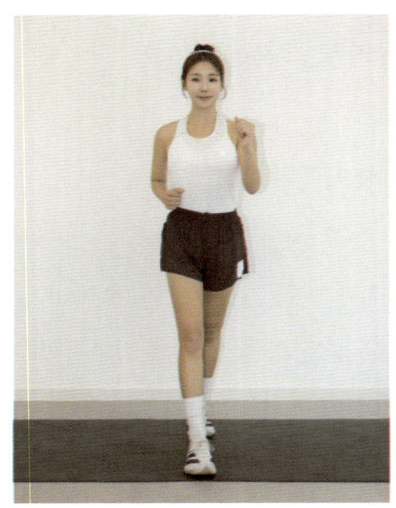 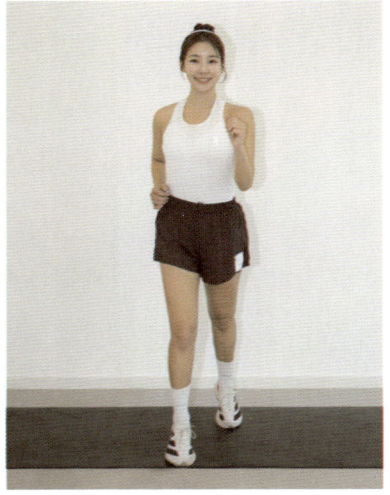

러닝에서 일자와 11자 착지의 차이점

모으지 않고, 좌우 각각의 고관절을 기준으로 무릎을 수직으로 들어 올리는 11자 착지를 하면 몸의 무게 중심이 좌우로 자연스럽게 이동하게 된다. 이런 움직임은 육상에서도 좋은 움직임으로 평가된다.

무릎 간의 적절한 간격을 유지하면서 왼쪽과 오른쪽 무릎을 각각 수직으로 들어 올리는 방식이 러닝에서 가장 안정적이고 효율적인 착지 자세다.

충격 완화를 위한 무릎 각도

러닝을 잘하기 위한 걷기 방법이 있다. 러닝 동작과 연결되는 올바른 걷기 자세를 익히면, 러닝 시에도 효율적으로 움직일 수 있고 관절을 보호할 수 있다. 가장 먼저 확인해야 할 것은 무릎이 굽혀지는지 여부다. 걷거나 달릴 때 무릎을 어느 정도 굽히는지를 확인해야 한다. 이 굽혀지는 정도를 '유효 각도'라고 하며, 안전한 유효 각도 내에서 걷고 달리면 관절을 보호할 수 있다.

이제 무릎이 펴진 상태와 굽혀진 상태를 비교해보자. 무릎이 펴진 채 걷게 되면 충격을 직접 관절이 받아내야 하고, 이로 인해 무릎 주변 구조물에 부담이 가중될 수 있다. 반면 무릎이 적절히 굽혀진 상태에서는 충격이 분산되며 부상 위험을 줄일 수 있다.

무릎이 펴진 상태에서는 중력의 영향으로 연골 간 마찰계수(러닝

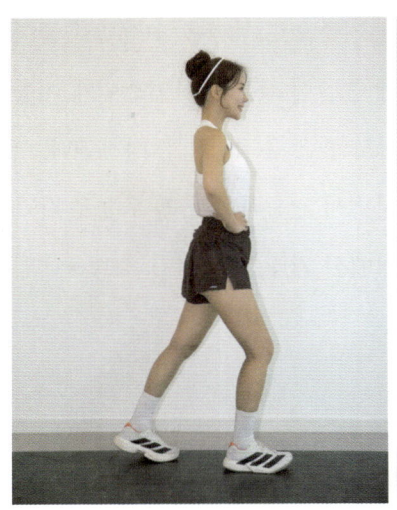 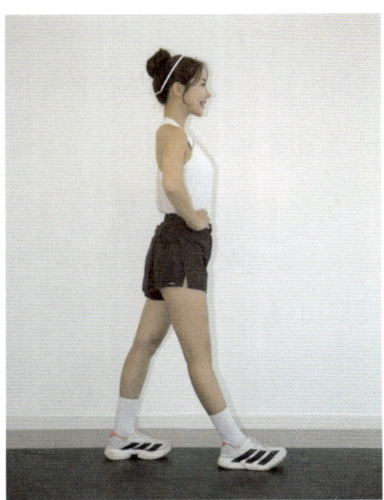

무릎이 굽혀진 상태와 펴진 상태

시 지면을 밀고 나갈 때 발이 미끄러지지 않도록 해주는 힘의 비율)가 증가하게 된다. 하지만 무릎의 유효 각도를 최소 3도에서 7도 정도 만들어주면, 허벅지 근육의 수축 작용이 일어나 근육의 길이가 짧아지고 힘이 강해지면서 무릎을 서로 당겨 들어 올리는 효과가 발생한다.

무릎이 펴져 있으면 마찰계수가 높아져 연골과 관절에 직접적인 손상이 생길 수 있다. 반면, 무릎을 굽힌 상태에서는 마찰계수가 크게 증가하지 않아 관절에 무리가 가지 않고 보다 부드럽게 움직일 수 있게 된다. 가장 위험한 상태는 무릎이 완전히 펴져 있는 상태다. 예를 들어, 제자리에서 수직 점프를 하고 착지할 때 무릎에 유효 각도를 만들어 굽혀줘야만 충격을 완화할 수 있는데, 반대로 무릎이 펴진 채 착지하게 되면 무릎과 허리가 직접적인 대미지를 입으면서 심한 경우 큰 부상으로 이어지게 된다.

걷기에서도 마찬가지다. 보통 '바르게 걷기'라고 해서 무릎을 쭉 펴서 걷는 것을 권장하기도 하지만, 이는 오히려 무릎 관절에 손상을 줄 수 있는 보행 방식이다. 무릎은 적절히 굽혀 있어야 관절을 보호할 수 있다. 걷기는 안전한 운동이고 러닝은 무릎에 부담이 크다고 알려져 있지만, 실제로는 무릎 각도를 어떻게 관리하느냐에 따라 달라진다. 중력 테스트 수치만 보면 러닝의 부하가 더 크지만, 이것은 데이터만으로 판단할 수 없다. 중요한 것은 충격을 흡수할 수 있느냐 없느냐다.

대부분의 사람들은 이 원리를 모른 채 무릎을 편 상태로 걷고 있다. 이런 경우, 신체가 아닌 신발의 기능에 의존해 걷게 되며 오히려 무릎에 더 많은 대미지를 입게 된다. 걷기 운동을 자주 하지만 무릎 상태가 나쁜 사람들의 공통점이 여기에 있다. 무릎을 굽히는 유효 각도인 3~7도, 이 범위를 꼭 기억하자.

그럼 이제 걸을 때 무릎의 안전 유효 각도를 만드는 방법을 알아보자. 무릎의 유효 각도를 만드는 데에는 동적 상태와 정적 상태의 차이가 있다.

정적 상태, 즉 정지된 자세에서는 무릎을 굽힐 때 아래로 단순히 내려가는 동작으로 표현된다. 이때는 무게 중심이 크게 낮아지는 느낌이 든다. 하지만 걷기처럼 동적인 상태에서는 다리를 뻗는 것이

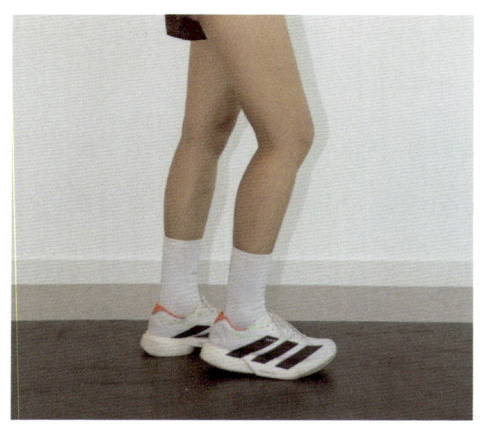

무릎의 유효 각도 3~7도

아니라 무릎을 굽히며 위치가 앞으로 이동해야 한다. 이때 무릎을 3~7도 굽혀 유효 각도를 만들어야 한다. 무릎을 내밀어주는 느낌으로 유효 각도를 만들게 되면 무게 중심이 낮아지지 않고, 높은 중심을 유지한 채 걷는 것이 가능해진다.

　보통 다리를 넓게 벌려 보폭을 늘리면 더 많은 거리를 확보할 수 있어서 빨리 갈 수 있다고 생각하기 쉽다. 하지만 다리를 넓게 벌리는 방식은 움직임에 한계가 있다. 속도를 높이고 효율적인 이동을 하려면, 러닝 폼(보폭)을 크게 하는 것보다, 떠 있는 시간을 늘리는 능력을 향상시키는 것이 러닝 실력을 높이는 데 더 효과적이다. 달리는 속도가 빨라지면, 그에 따라 러닝 폼도 자연스럽게 커지게 된다. 체공 능력이 향상될수록 보폭은 자연스럽게 커진다. 중심 이동에 유리한 방향은 다리를 앞으로 뻗는 것이 아니라 위로 들어 올리는 동작이다. 이 방향은 무한하게 성장할 수 있는 움직임이다.

결국 다리를 뻗는 것보다 무릎을 굽혀 수직 방향으로 착지하는 것이 가장 안전한 유효 각도를 만드는 방법이다. 속도가 중요하지 않은 걷기에서도 신체의 기능적 움직임을 표현하는 방법을 적극적으로 연습하고 몸에 익혀야 한다. 그 시작이 바로 무릎을 굽히는 것이다.

러닝에서 종아리와 발목 사용법

러닝에서 종아리 근육이 발달하면 좋을까?

우리 몸에는 강한 부위가 있고, 약한 부위가 있다. 이런 차이는 누구에게나 존재하며, 러닝 동작에서도 반드시 고려해야 하는 요소다. 줄곧 얘기했듯, 종아리는 약한 부위다. 따라서 종아리 근육을 지나치게 강화하면 오히려 마이너스 요인이 될 수 있다. 강화된 종아리가 대근육이 쓰여야 할 비율을 빼앗아가면서 전체적인 운동 효율을 떨어뜨리기 때문이다.

이처럼 약한 부위는 강화하려고 하기보다는 사용 비율을 의도적으로 줄여야 한다. 반대로 허벅지와 엉덩이 근육은 전체 파워의 70~80%를 낼 수 있는 가장 강한 대근육 영역이기 때문에 사용 비율을 최대한 끌어올려야 한다.

이미 앞에서도 몇 차례 강조했듯이, 허벅지와 엉덩이 근육은 사용 비율 70~80%, 종아리는 사용 비율 20~30% 이하로 조절하는 것이 러닝 동작에서 가장 이상적인 비율이다.

의식적으로 사용 비율을 조절할 수 있다

무릎의 유효 각도와 관절의 가동 범위에 따라 러닝 시 각 근육의 사용 비율을 조절할 수 있다.

예를 들어, 뒤꿈치로 착지할 경우에는 종아리 근육의 사용 비율이 매우 높아진다. 반면 무릎을 굽힌 상태, 즉 러닝 시 20~25도의 안전한 유효 각도를 확보하면, 이 각도 조건에서는 허벅지 근육과 엉덩이 근육을 효율적으로 사용할 수 있다. 종아리는 한 번 충격을 받으면 운동을 중단해야 할 정도로 약한 부위이지만, 허벅지와 엉덩이는 일정한 충격이 있어도 운동을 계속 할 수 있는 부위이기 때문이다.

이처럼 종아리는 최대한 보호해야 하는 부위이며, 특정 위치나 동작에서 그 사용이 집중된다. 예를 들어, 뒤꿈치를 들어 올리는 '카프 레이즈업' 동작은 종아리 근육을 단기간에 발달시키는 데는 효과적일 수 있지만 과도하게 반복하면 근육이 딱딱하게 굳어지는 고착화 현상이 발생할 수 있다. 종아리 근육에 고착화가 생긴 상태에서는 러닝이 거의 불가능해진다. 강화 목적에서 카프 레이즈업을 지나치게 많이 수행하면 근육이 단단해지고 과사용되면서 오히려 역효과가 나타날 수 있다.

러닝의 시작부터 종료까지 종아리 사용 비율을 낮게 유지하는 것만으로도 협력근으로서 매우 훌륭한 역할을 수행하게 된다.

사실, 종아리 근육은 사용하지 않고 단순히 서 있는 것만으로도 이미 일정 수준의 부하가 걸린다. 그런 상태에서 뒤꿈치를 들어 올리거나, 발끝을 강하게 뒤로 차는 동작까지 더해지면 종아리는 빠르게 대미지를 입게 된다. 종아리에 피로가 빠르게 쌓이면, 러닝 시간은 줄어들고 스피드 향상에도 악영향을 준다.

특히 장거리 러닝을 하는 러너일수록 슬림한 종아리가 이상적이다. 과도하게 굵고 발달된 종아리는 실제 러닝에 불편함을 줄 수 있다. 종아리 근육이 발달해 사용 비율이 높아진 러너는 결국 과사용으로 인해 러닝을 오랜 시간 지속하기 어렵게 된다. 종아리가 적극적으로 개입되기 때문이다. 종아리를 의도적으로 사용하지 않도록

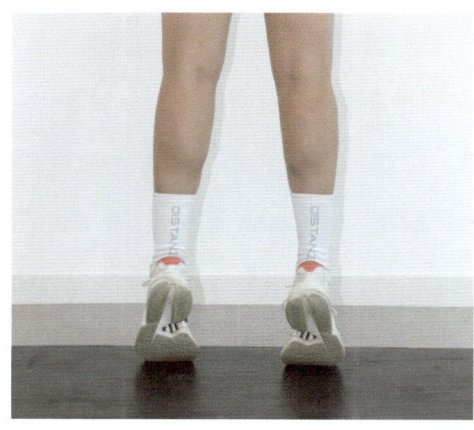

**카프 레이즈업 동작으로
종아리 근육이 발달한 모습**

관리하는 것, 그것만으로도 종아리를 보호하는 데 큰 도움이 된다.

종아리가 딱딱하다면 이미 과사용 상태다

러닝 전에 종아리를 손으로 만져보자. 만졌을 때 근육이 딱딱하다면 피로가 이미 누적된 상태다. 이럴 경우 조금만 달려도 근육이 금방 수축되고, 수축 작용이 심해지면 더 이상 운동을 이어가기 어려운 상황이 된다. 조금만 달려도 금방 지치고, 통증 때문에 러닝을 멈추게 되는 주된 원인이 바로 종아리 근육의 고착화 현상 때문이다. 러닝 전에 종아리를 반드시 체크하고, 딱딱한 느낌이 있다면 전체적으로 부드럽게 마사지해 근육을 이완시키도록 하자. 종아리 근육이 말랑말랑해질수록 러닝 시 사용할 수 있는 운동 시간도 더 길어진다. 평소 운동을 30분 정도 할 수 있었다면, 중간에 근육을 이완시켜 주는 것만으로도 그 시간을 충분히 늘릴 수 있다.

러닝에서 발가락은 어떻게 사용할까?

러닝에서 착지 시 뒤꿈치부터 중간발, 발끝으로 구른다는 표현을 흔히 볼 수 있다. 하지만 이처럼 구르는 착지 방법은 시간차가 발생하기 때문에 시간이 지체되고 반응 속도가 떨어져 러닝 동작으로는 매우 불리한 방식이다. 또한 발가락은 상대적으로 약한 부위이기 때문에 강하게 사용해서는 안 되며 보호해야 하는 부위다.

발가락은 지면을 가볍게 터치하는 정도로만 사용해야 하며, 그 시간에 차라리 다른 강력한 부위에 힘을 집중하는 것이 낫다. 착지 시 발끝을 꾹 누르는 동작을 하면 발가락 쪽에 통증이 쉽게 발생할 수 있다. 특히 발끝으로 강하게 착지하거나 박차는 동작은 지간신경종과 같은 복합적인 발가락 부상을 유발할 수 있다. 따라서 착지 시에는 절대로 발끝에 체중이 실리지 않도록 제한해주는 것이 중요하다.

구르는 동작보다는 발가락 아래에 위치한 발볼로 짧고 정확하게 지면을 터치하고, 즉시 들어 올리는 방식이 가장 이상적이다. 러닝은 점핑에 최적화되어야 하므로 발바닥이 지면에 계속 닿아 있는 것이 아니라 공중에 떠 있는 상태로 이동할 수 있어야 한다. 이때 발볼 터치로 반발력을 만드는 동작이 더 강한 운동 에너지를 만들어내고 러닝 효과를 크게 높인다. 발끝으로 누르려는 움직임은 의식적으로

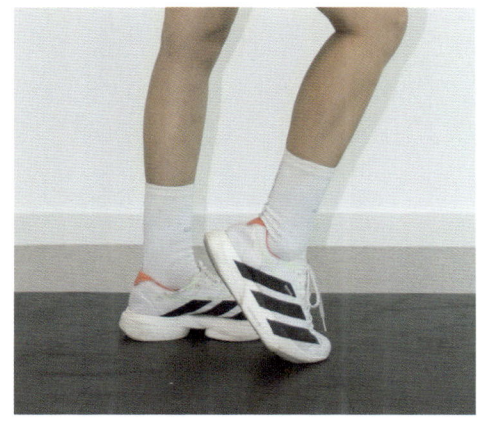

발가락 부위로 착지한 모습

막아야 하며, 발볼로 터치한 뒤 바로 위로 들어 올리는 움직임이 가장 적절하다.

결론적으로, 발가락은 체중이 실리지 않도록 하고 발볼 중심으로 착지와 반발을 이끌어내도록 발볼을 들어 올리자.

러닝에서 발목 각도

발목의 각도에 대해 알아보자. 정자세에서 몸을 측면으로 보았을 때, 발에서 종아리로 이어지는 발목의 각도가 알파벳 'L'자, 즉 90도 각도를 이루는 것이 이상적이다.

이 90도 각도는 발목의 기본 형태로, 어떠한 움직임 속에서도 유지되어야 한다. 이 각도가 흐트러지면 힘의 손실이 발생하고, 전체적인 러닝 퍼포먼스에 영향을 줄 수 있다.

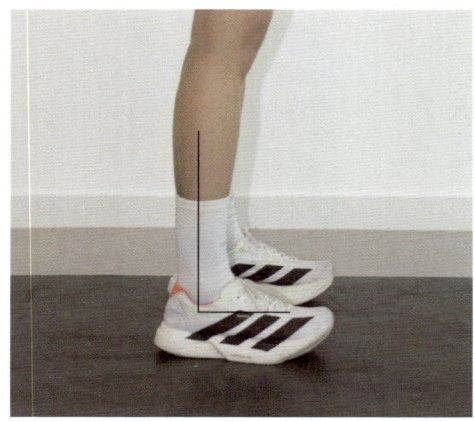

알파벳 L자, 90도 각도의 발목

러닝에 타고난 근육인 허벅지와 엉덩이 근육들을 제대로 활용하려면, 발목 관절을 단단하게 고정해야 한다. 그래야만 힘의 손실을 막고, 큰 힘을 안정적으로 사용할 수 있다. 착지 시 발목의 힘이 약하면 발목이 굴곡되거나 꺾이면서 아킬레스건에 변형이 생길 수 있다. 이렇게 되면 종아리에 과부하가 걸리게 되며, 결과적으로 발목 주변의 힘줄이 늘어나고 전반적인 움직임이 비효율적이고 불안정한 상태가 된다.

따라서 러닝에서 발목이 움직이는 동작은 러닝 효율을 떨어뜨리므로 발목이 항상 고정된 상태로 유지하는 것이 바람직하다.

발목 킥 사용하는 방법

발목을 90도 각도로 고정하는 것을 인지했다면, 이제 실제로 몸으로 표현하는 방법을 단계별로 알아보자.

1. 몸 기울이기(무게 중심 이동으로 걷는 연습)

발목을 L자로 고정한 상태에서, 몸을 한쪽 방향으로 천천히 기울이면 반대쪽 발이 자연스럽게 들리게 된다. 이 원리를 이용해 무게 중심의 이동만으로 걷는 연습을 해보자. 이때 고관절은 사용하지 않는다. 오직 기울기와 중심 이동만으로 걷는 감각을 익힌다.

2. 무릎 유효 각도와 발볼 들어 올리기

무릎을 3~7도 정도로 살짝 굽혀 유효 각도를 만든 후, 다리를 '들어 올린다'는 느낌으로 킥을 가볍게 찬다. 이때도 발목은 계속 L자 형태로 고정되어 있어야 한다. 지면을 '누른다'는 느낌보다 발볼 부위를 '들어 올린다'는 감각으로 동작을 수행한다. 그 상태로 자연스럽게 걸어본다.

3. 좌우 중심 이동을 통한 발목 고정 체크

몸을 좌우로 가볍게 기울이며 다리를 들어 올리는 동작을 반복해본다. 이때도 발목이 잘 고정되어 있는지 확인할 수 있다. 뒤꿈치는 지면에 고정하고, 발볼을 들어 올리는 동작을 반복하면서 발목 고정 상태와 중심 이동의 연계를 익힌다.

L자 발목 고정이 주는 러닝 효과

착지 시 발목이 움직이면, 뒤꿈치 → 중간발 → 발끝으로 이어지는 롤링이 생기는데, 이 동작은 힘이 분산되고 반응 시간이 길어지는 단점이 있다. 반면, 발목을 L자로 고정하면 발이 지면에 닿는 순간 바로 들어 올릴 수 있어 지면 접촉 시간을 줄이고 에너지 손실을 막을 수 있다. 또한 발볼을 들어 올리는 동작은 무게 중심을 가볍게 만들고, 상체 중심을 높게 유지할 수 있어 중력에 의한 대미지를 줄이는 데도 효과적이다. 러닝은 가벼운 감각이 핵심이다. 경량화된 몸의 움직임을 익힌 러너는 보다 이상적인 스피드와 지속력을 유지할 수 있다.

워킹과 러닝에서 킥 방법

1. 워킹에서 킥

발목은 알파벳 L자로 고정하고 몸의 무게 중심을 이용해 좌우로 걷는다. 이때 고관절은 사용하지 않고 몸의 기울임만으로 좌우 측으로 이동을 해야 한다. 걸을 때는 발목을 고정한 상태에서 발볼을 이용해 위쪽으로 들어 올리는 느낌으로 움직인다. 이렇게 들어 올리면 무게 중심이 가벼워지고 '고중심화'된다. 러닝은 고중심화 운동이다. 스케이트나 사이클 같은 저중심화 운동과는 다르다. 따라서 러닝에서는 발볼을 먼저 들어 올려야 한다. 만약 뒤꿈치로 들어 올리게 되면 힘의 방향이 발가락으로 쏠리고 발가락이 지면을 압박하게 되어 결과적으로 힘이 뒤로 빠진다. 이 동작은 백킥 back kick(종아리와 발이 뒤로 과도하게 차오르는 동작)이 되거나 백니 back knee(무릎이 과하게 뒤로 젖혀지는 현상)가 나타날 수 있다.

다리 간격을 벌린 상태에서 이 동작이 익숙해지면 다리 간격을 좁힌 채로 발볼을 위로 들어 올릴 때 고관절을 살짝 사용하는 것도 괜찮다. 이는 발목 킥을 강하게 세팅하는 방법이다. 동작에 익숙해지면 워킹 중에 고관절을 사용하여 무릎을 수직으로 살짝 들어 올리는 동작으로 발전시킬 수 있다.

2. 러닝에서 킥

워킹 동작에서의 킥 동작 그대로 몸의 무게 중심을 위쪽 방향으로 띄워주면 아주 간단하게 러닝이 된다. 러닝에서 발목을 알파벳 L자로 고정하고 위로 튕겨야 한다. 발목은 단단하게 고정되어 있어야만 큰 힘을 안정적으로 사용할 수 있으며, 이 느낌을 통해 몸의 무게 중심이 위쪽으로 수직 상승하게 된다. 러닝 킥을 찼을 때 정강이 부근에 자극이 살짝 올 수 있는데, 그 자극이 너무 심하게 느껴진다면 발목을 지나치게 격하게 들었을 가능성이 있다.

가장 이상적인 발목 각도인 90도를 유지한 상태에서 킥을 찬다. 착지를 오른쪽으로 했다고 하더라도 몸의 무게 중심은 이미 반대쪽으로 넘어가고 있어야 한다. 착지 순간 특정 방향으로 무게가 쏠리지 않도록 하기 위함이며, 한쪽으로만 집중된 힘은 동작의 흐름을 무너뜨릴 수 있다. 다리를 모은 상태에서는 이러한 동작이 어려울 수 있기 때문에 연습할 때는 다리를 약간 벌린 상태로 시도하는 것이 킥 방법을 더 빠르게 익히는 데 도움이 된다. 어느 정도 익숙해지면 다리를 모아서 시도해보고, 이때 튕기는 소리가 나는지를 집중해서 들어보면 된다. 이것이 바로 육상 킥이다.

팔치기

러닝에서 팔치기는 네 가지로 정리할 수 있다.

첫 번째는 파워 중심의 팔치기다. 팔을 크게 쳐야 하기 때문에 숏 스피드나 단거리 종목에서 효과가 크지만, 장거리나 중장거리 종목에서는 오히려 에너지 손실이 발생하기 때문에 추천하지 않는다.

두 번째는 추진력 중심의 팔치기다. 팔을 뒤로 쳐서 추진력을 얻는 방식인데, 이 방법은 최근까지도 널리 사용되었지만 리스크가 크다. 팔을 뒤로 과하게 치면, 안전한 유효 각도를 쉽게 벗어나 불필요한 동작이 생기고, 이로 인해 견갑골까지 움직이게 되어 어깨 주변에 만성적인 통증이 발생할 수 있다. 또한 어깨 축이 좌우로 비틀어지며 처음엔 나타나지 않던 문제가 반복 훈련을 통해 점차 심해지고 궤적이 커지게 된다. 이런 이유로 이 방법은 최근 장거리 러닝에서는 권장되지 않는다.

세 번째는 밸런스를 위한 팔치기다. 균형을 유지하기 위해 팔을 넓게 벌리는 방식은 몸의 안정성을 높이고 힘 손실을 줄이며 정확한 착지를 유도할 수 있다.

하지만 이보다 더 추천하는 것은 네 번째, 경량화 팔치기다. 경량화 팔치기는 무게 중심을 가볍게 만들고 근육과 관절의 피로 누적을 줄여준다. 피로가 덜 쌓이면 러닝의 지속력이 향상되고 같은 페이스를 오랫동안 유지할 수 있다. 예를 들어 경량화 팔치기를 통해 대미지를 최소화한 상태라면 100m를 25초로 달려도 10km, 20km, 30km를 넘어서 풀코스 마라톤까지도 무리 없이 달릴 수 있다. 그래서 러닝에서는 가벼움과 고중심화를 위한 경량화 팔치기를 가장 추천한다.

팔치기의 위치

팔치기에는 L자와 V자가 있다. 팔꿈치를 90도로 굽힌 상태에서 손목이 골반과 배꼽 사이에 위치하며 상체 옆으로 앞뒤로 움직이는 동작을 L자 팔치기라 하고, 팔꿈치를 더 좁게 접어 손목이 배꼽에서 가슴 부위까지 올라오는 형태를 V자 팔치기라고 한다.

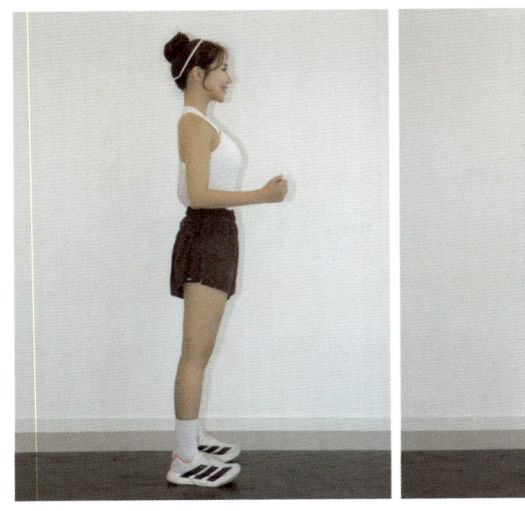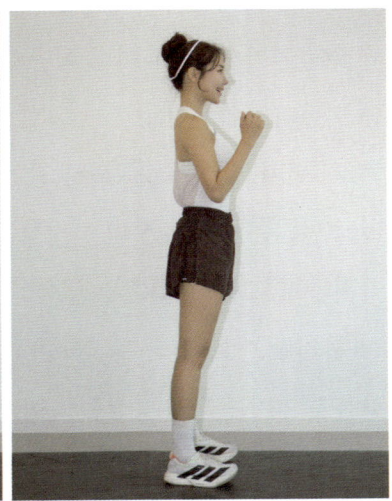

L자 팔치기와 V자 팔치기

파워 중심의 러닝에서는 주로 L자 팔치기를 사용한다. 반면, 체력 소모를 줄이고 움직임을 경량화하려면 L자보다 약간 높인 V자 팔치기가 효과적이다. 특히 장거리 러닝에서는 이러한 이유로 V자 팔치기를 더 선호한다.

팔치기의 이상적인 앞뒤 궤적

먼저 해부학적 관점에서 팔의 운동 가동 범위를 살펴보면, 백스윙으로 움직일 수 있는 범위는 약 40도이며, 측면으로는 70도, 앞으로도 70도 정도다. 이 회전 반경 안에서 상완골두가 움직이며 팔 스윙 동작이 만들어진다. 물론 이 범위를 넘어 40도보다 더 크게 움직일 수도 있지만, 그 경우 어깨 관절과 주변 근육들이 동시에 작동하게 되며 어깨 축이 위로 솟아오르거나 뒤로 강하게 팔을 치는 힘의 방향에 따라 어깨가 좌우로 틀어지는 현상이 발생할 수 있다. 이러한 움직임들은 비효율적인 패턴으로 이어지며 러닝에 불리하게 작용한다. 따라서 해부학적으로 설정된 이상적인 가동 범위 안에서 스윙을 표현하는 것이 가장 좋다. 팔꿈치를 옆구리 기준으로 뒤로 30도, 다시 앞으로 30도, 전후 방향으로 총 60도 내외의 범위 안에서 팔 스윙을 만들어내는 것이 핵심이다.

그다음으로 중요한 것은 팔을 사용할 때 힘을 쓰는 지점이다. 이전에는 팔을 앞에서 뒤로 크게 휘두르며 추진력을 얻는 방식이 일반

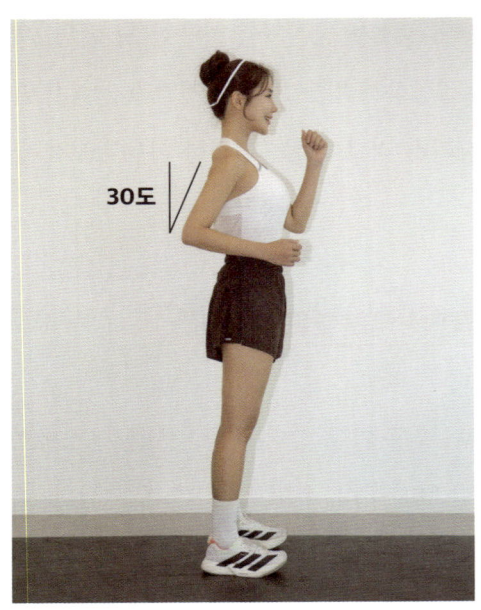

백스윙 가동 범위

적이었지만, 최근 트렌드는 뒤에서 위로 끌어올리는 방식으로 변화하고 있다. 이 방식은 어깨에 대미지를 주지 않으면서 피로 누적을 줄이고 오랜 시간 동안 지속 가능한 러닝을 가능하게 한다. 팔을 뒤로 강하게 치는 동작은 회전 반경이 점차 커지고 어깨 축이 틀어지며, 어깨가 솟거나 만성적인 통증으로 이어질 수 있는 반면에, 뒤에서 위로 팔을 치는 방식은 어깨 부담을 줄여주고 체력 소모를 최소화할 수 있다. 러닝에서 체력 소모를 막는 것만으로도 큰 이점을 얻을 수 있으며, 단순히 체력을 키우는 것보다 손실을 줄이는 것이 더 영리한 전략이 될 수 있다.

아무리 체력이 좋아도 러닝 폼이 좋지 않으면 지속적으로 에너지가 손실되고, 부상이나 체형 변형의 위험도 높아진다. 반대로 이상적이고 효율적인 움직임 패턴을 유지하면 더 안정적이고 지속 가능한 러닝을 할 수 있게 된다.

정자세에서 팔치기 연습하기

1. 다리를 골반 너비만큼 벌리고 무릎 사이에 두 주먹이 들어갈 수 있는 공간을 확보한다.
2. 바르게 정자세를 만든 상태에서 앞쪽으로 3도 정도 살짝 굽혀 무릎의 유효 각도를 형성한다. 무릎을 이렇게 살짝 굽히는 이유는 오래 서 있는 동안 중력에 의해 무릎에 마찰계수가 증가할 수 있기 때문이다. 무릎을 굽히면 허벅지 근육이 수축되어 무릎을 들어올리는 효과가 생기고, 결과적으로 무릎 관절을 보호할 수 있게 된다. 따라서 무릎은 3도 정도 굽히는 것이 좋다. 스윙 동작을 할 때는 손목이 절대 움직이면 안 된다. 손목이 털리거나 관절이 흔들리게 되면 상완골두가 정상적으로 작동하지 못하게 된다. 팔꿈치 관절도 마찬가지로 한 번 고정하면 절대 풀리면 안 된다. 팔꿈치가 움직이는 순간부터 무게 중심이 아래로 늘리며 소위 도끼질 동작이 나올 수 있는데, 이는 불필요한 움직임이다.
3. 정자세에서 손끝이 바닥을 향하게 쭉 내려가도록 한 뒤, 팔꿈치

를 굽히고 손목은 고정한 채 팔을 앞뒤로 움직인다. 이때 1분 기준 120 케이던스를 맞춰보는 것이 좋다. 옆에서 봤을 때 팔꿈치가 뒤에서 위로 자연스럽게 들어 올라가야 하며, 뒤로 너무 강하게 치면 어깨 축이 과도하게 움직이게 되어 부상의 리스크가 커질 수 있다. 항상 어깨에 부담이 가지 않도록 움직임을 최소화하면서 가볍게 팔을 쳐주는 것이 중요하다. 팔 스윙이 크다고 해서 반드시 러닝이 잘 되는 것은 아니다. 팔이 크게 움직이려면 그만큼 빠른 스피드가 따라줘야 하는데, 일반적인 러닝 페이스인 1km당 3분 20초에서 7분 사이 범위에서는 앞서 설명한 팔치기 궤적으로도 충분히 대응할 수 있다.

팔치기할 때 중요한 손 모양

주먹을 꽉 쥐게 되면 전완근에 힘이 들어가고, 이 힘이 어깨 라인까지 전달되어 상체 전체가 뻣뻣해질 수 있다. 이를 방지하기 위해 엄지손가락을 둘째 손가락 위에 살짝 얹거나, 엄지손가락을 둘째와 셋째 손가락으로 감싸서 빈 공간이 생기도록 손을 쥐는 것이 좋다. 또는 손가락을 완전히 벌린 상태로 달려도 괜찮다. 소중한 물건을 조심스럽게 쥐고 있는 듯한 손 모양을 만들어 팔치기를 하면 전완근에 긴장이 들어가지 않고 릴랙스된 상태를 유지할 수 있으며, 그로 인해 상완골두도 보다 부드럽게 작동하게 된다. 손가락을 약간 벌리고

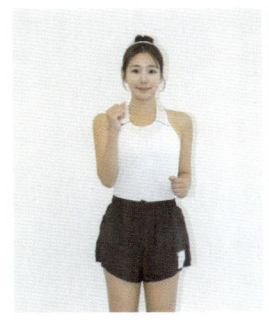 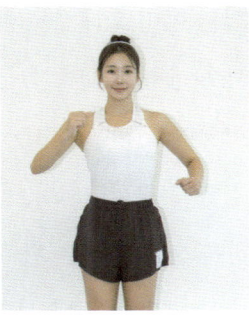 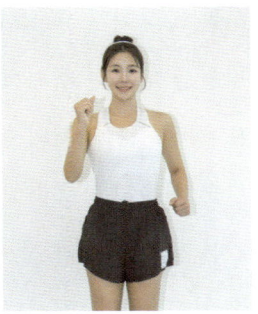

팔을 옆구리에 붙인 자세
→ 비추천

팔을 과도하게 벌린 자세
→ 비추천

팔과 옆구리에 주먹이 들어가는
간격을 둔 자세 → 추천

달릴 경우 손목이 흔들릴 수 있으므로 손에 불필요한 힘을 모두 빼서 전완근에 영향을 주지 않도록 해야 더 안정적이고 좋은 러닝 자세를 만들 수 있다.

경량 팔치기

팔의 위치에 따라 러닝할 때 몸이 무겁게 느껴질 수도 있고, 가볍게 움직일 수도 있다. 팔을 뒤로 치는 동작은 추진력을 얻는 데에는 도움이 되지만, 많은 에너지를 소비하게 되거나 불필요한 움직임이 개입하면서 어깨 주변에 통증을 유발할 수 있는 리스크가 생길 수 있다. 러닝에서 이런 리스크만 줄이더라도 러닝 실력은 빠르게 성장할 수 있다.

경량 팔치기는 팔을 뒤로 치는 대신, 위로 끌어올리는 힘을 사용하는 방식이다. 육상에서는 이미 오래전부터 팔을 위로 사용하는 동작들을 다양한 종목에서 활용해왔으며, 최근에는 장거리 종목에서도 경량화 팔치기의 동작들이 널리 쓰이고 있다. 그 이유는 팔을 위로 끌어올리는 동작이 점핑에 최적화되어 있기 때문이다. 높이뛰기 같은 종목을 보면 점프하는 순간에 팔을 위로 함께 끌어올리는 모습을 볼 수 있다. 러닝도 마찬가지다. 러닝 시 두 발이 공중에 뜨는 순간, 팔도 위로 함께 들어 올려야 한다.

이때 중요한 세 가지 요소가 동시에 조화를 이뤄야 한다. 첫 번째는 무릎 들어 올리기다. 무릎을 들어 올리는 것만으로도 몸이 위로 뜨겠다는 신호가 된다. 두 번째는 몸의 무게 중심을 위로 끌어올리는 것이다. 무릎이 올라갈 때 몸의 중심도 위로 움직여야 한다. 세 번째는 팔을 위쪽 방향으로 들어 올리는 것이다. 이 세 가지가 동시에 이루어졌을 때 시너지 효과가 발생하고, 경량 팔치기를 통한 가벼운 러닝이 완성된다. 즉, 무릎, 무게 중심, 팔이 모두 함께 위로 들어 올려질 때 가장 이상적인 경량 러닝 자세가 만들어진다.

경량 팔치기 반복 연습

경량화시키는 작업은 팔의 방향을 위쪽으로 들어 올려 몸의 무게 중심을 위로 띄우는 것이다. 팔이 뒤로 가면 추진력을 얻을 수는 있지만 그만큼 과도한 근육 사용과 많은 에너지가 소모되기 때문에 피로 누적을 줄이기 위해서는 팔을 위로 끌어올리는 방식이 훨씬 유리하다.

　실제로 팔을 위쪽으로 끌어올려보자. 처음에는 동작을 앞쪽에서 크게, 넓게 사용하는 것이 좋다. 이 과정을 통해 팔치기 감각을 충분히 학습한 후에, 점차 팔꿈치를 옆구리로 붙여 이상적인 폼으로 동작을 줄여나가면 된다. 뒤로 팔을 강하게 쳐보면 순간적인 파워는 느껴지지만 동시에 에너지가 많이 소비된다는 것을 체감할 수 있다. 따라서 무릎, 몸의 무게 중심, 팔 위치까지 모두 위쪽으로 들어 올리는 느낌을 함께 기억하는 것이 중요하다.

　가벼운 물체가 아래로 떨어질 때 손으로 가볍게 통통 쳐서 다시 띄워주는 것처럼, 러닝에서도 그런 느낌으로 몸을 위로 들어 올린다고 생각하면 이해하기 쉬울 것이다.

견갑골을 고정하는 방법

1. 어깨는 확실히 고정하고, 양손으로 골반을 잡아 움직이지 않도록 고정한다. 이 상태에서 불필요한 움직임을 모두 차단해 몸이 편안해지면, 양손을 아래로 쭉 뻗은 상태에서 천천히 팔치기를 시도해 본다.
2. 팔을 완전히 펴 아래로 내렸을 때, 손끝이 바닥에 닿는 듯한 느낌이 들도록 하고, 팔꿈치는 3도 정도 가볍게 굽힌다. 이때 팔꿈치를 바깥쪽으로 15도 정도 틀어주는 것이 좋다. 팔이 약간 벌어질

수 있는데, 그 상태에서 살살 움직여도 괜찮다. 이때 어깨 라인을 아래 방향으로 꾹 눌러주어야 하며, 절대 어깨가 위로 솟거나 뒤로 젖혀지지 않도록 주의하며 아래로 안정적으로 내린 상태에서 스윙을 해야 한다.

3. 팔치기를 빠르게 하게 되면 몸 전체의 움직임이 커져 자세가 흐트러질 수 있으므로, 천천히 컨트롤 가능한 페이스로 진행하는 것이 좋다. 편안한 속도에서 양손으로 골반을 잡은 채 러닝을 하며 최대한 안정적으로 동작을 유지하도록 한다. 이 상태로 10~15분간 워밍업을 진행한 뒤, 실전 러닝에 적합한 팔 스윙으로 자연스럽게 연결해주면 가장 이상적인 러닝 폼을 만들 수 있다.

러닝에 적합한 케이던스와 보폭

러닝에서 케이던스cadence(분당 걸음 수)와 보폭에 대해 알아보자. 케이던스를 기준으로 보폭의 사이즈를 정할 수 있기 때문에, 케이던스와 보폭은 사실상 하나의 표현으로 볼 수 있다. 저속에서 고속까지 스피드에 따라 보폭이 달라지게 되는데, 이 보폭을 정확히 조절하는 것은 쉽지 않다. 이 감각을 제대로 익히려면 통상적으로 10년 정도의 시간이 필요하지만, 우리에겐 그렇게 오랜 시간이 주어지지 않는다. 지금 당장 그 감각을 구현할 수 있어야 한다.

그래서 어떤 스피드에서도 기준을 정할 수 있도록 케이던스를 하나만 사용하는 것이 좋다. 하나의 케이던스 패턴으로 계속 움직이다 보면 자연스럽게 보폭 사이즈가 정해지고 불필요한 변화가 생기지 않는다. 이는 안정적인 러닝을 유지하는 데 큰 도움이 된다.

케이던스 기준점 잡기

1. 메트로놈으로 회전수RPM를 100으로 맞춘다.
2. 100 회전수 소리 1번, 양발 1회로 설정한다. 100 회전수는 1분에 100회 다리가 회전한다는 의미이며, 이를 100 케이던스라고 부른다. 100 케이던스는 본래 고속 주행에 적합한 패턴으로, 저속에서는 다소 비효율적으로 느껴질 수 있다. 하지만 100 케이던스를 기준점으로 잡는 것은 고속 주행을 대비한 준비 훈련이라고 볼 수 있다.

느린 스피드에서 회전수가 낮은 케이던스로 러닝하던 감각 그대로 빠른 스피드로 올리게 되면 절대로 회전수가 자연스럽게 따라 올라가지 않는다. 애초에 빠르게 움직인 패턴이 아니기 때문이다. 이런 상태에서 무리하게 스피드를 높이면 동작이 더 둔해지고 다리의 스트라이드가 과도하게 커지게 된다. 결과적으로 빠른 스피드에 적응하지 못한 비효율적인 러닝 폼이 만들어지고, 종아리나 햄스트링에 부상을 입을 가능성도 높아진다.

3. 내가 달리고자 하는 가장 빠른 스피드에서의 100m 기록을 먼저 체크해본다. 예를 들어 남성 기준으로 최대한 빠르게 달렸을 때 100m를 약 16초에 주파할 수 있다고 가정하면, 그 시간을 하나의 타깃으로 삼아 기준을 세팅해볼 수 있다. 이 기준을 바탕으로 100 케이던스를 설정하면, 저속부터 시작해서 최대 100m 16초에 이르는 다양한 스피드 구간까지 효과적으로 대응할 수 있다.

   반면 90 케이던스를 기준으로 잡은 경우에는 100m를 16초에 주파할 만큼의 스피드를 내기 어렵다. 회전수가 낮기 때문에 스피드가 오를수록 보폭이 과도하게 커지고 움직임이 둔해지며, 결과적으로 빠른 스피드에 적합하지 않은 비효율적인 러닝이 된다. 따라서 빠른 스피드를 목표로 한다면 100 케이던스를 기준으로 삼는 것이 더 유리하다.

4. 케이던스 맞추기 실습을 해보자. 100으로 설정한 메트로놈 소리 1번에, 트레드밀 기준 스피드 3km/h로 천천히 달리면서 양발 1회 보폭을 맞춰본다. 그다음 스피드 6km/h로 동일하게 소리와 양발 1회를 맞춘다. 스피드 9km/h, 10km/h, 12km/h, 15km/h까지 올렸다가 다시 스피드 6km/h에 맞춰보자.

   100 케이던스에 맞춰서 저속인 스피드 3km/h부터 고속에 접어드는 15km/h까지 점차적으로 스피드를 올렸다가 다시 6km/h로 낮추면, 초반에 구사했던 보폭이 자연스럽게 되살아난다. 이처럼 기준점이 명확할 경우 스피드를 낮췄을 때도 보폭이 일정하게 유

지되지만, 만약 기준점이 없다면 6km/h로 속도를 낮췄을 때 보폭이 오히려 커져버리는 경우가 생길 수 있다. 속도가 느리든 빠르든 동일한 회전수, 즉 케이던스를 기준 삼아 움직이는 연습을 하면 각 속도에 적절한 보폭을 자동으로 형성할 수 있게 된다. 그래서 자신만의 기준점을 정해두는 것이 반드시 필요하다.

다양한 케이던스를 무작정 설정하는 것보다 먼저 100 케이던스를 기준점으로 삼고 다양한 스피드에서 1~2년 정도 충분히 체험하고 내 것으로 만드는 것이 중요하다. 이 과정을 통해 자신에게 가장 잘 맞는 하나의 케이던스 패턴을 만들어낼 수 있다. 만약 고속 주행의 비율이 높다면 100 케이던스를 기준으로 105 케이던스를 추가해도 좋고, 반대로 저속 주행이 많은 경우라면 95에서 97 케이던스를 하나 더 설정하는 것도 유용하다. 100 케이던스를 중심으로 다양한 속도에서 반복 연습을 하며 적용해나가는 것이다. 러닝 중 탄성과 체공 시간이 향상된 러너의 경우에는 더 낮은 회전수를 기반으로 90~92 케이던스 정도로 세팅하기도 한다. 이처럼 1년 또는 2년 단위로 하나씩 케이던스 기준점을 만들어가다 보면 총 4~5개의 케이던스 기준점이 완성된다. 케이던스 하나로 다양한 스피드에 유연하게 대응할 수 있는 능력을 갖추는 것은 러닝에서 매우 중요한 요소다.

02 러닝에서 체중의 중요성

러닝의 적정 체중

러닝을 할 때 몸에 부담을 줄일 수 있는 적정 체중이라는 것이 존재한다. 체중을 무작정 줄이는 것이 아니라, 기준을 정해 체계적으로 접근하는 것이 중요하다. 그 기준 중 하나가 키에서 체중을 뺀 값이 112가 되도록 하는 것이다. 얼핏 보면 말도 안 되는 숫자처럼 느껴질 수 있지만, 러닝에 최적화된 기본적인 체중이라는 점에서 의미가 있다. 물론 체중이 많이 나가는 상태에서도 러닝을 할 수는 있지만, 이상적인 기준을 설정한다면 이 수치에 도달하는 것이 좋다.

체중이 많이 나가면 어떤 점이 불리해질까? 중력의 영향을 더 많이 받게 되니 근육과 관절에 가해지는 피로가 커지고 대미지도 커져 오래 달리기가 어려울 뿐 아니라, 속도를 내는 데도 부담이 생긴다.

물론 이런 체중의 불리함을 커버할 수 있는 방법도 있다. 예를 들어 트레이닝을 통해 동적 유연성을 극대화하거나, 무게 중심을 고중심화해 움직임을 가볍게 전환시키는 방식이 있다. 하지만 여러 방법 중 가장 리스크가 작고 효과적인 방법은 체중을 감량하는 것이다.

건강한 체중과 병에 걸리지 않는 체중은 서로 다른 개념이다. 일반적으로 말하는 건강 체중보다 한 단계 더 이상적인 수준이 바로 '키에서 체중을 뺀 값이 112인 수치'다. 일부 전문 의사들 역시 이 수치를 '질병에 걸릴 위험이 낮은 체중'으로 평가하고 있으며, 우리가 러닝에 최적화된 체중의 기준으로 제시한 이 수치는 의학적으로도 의미 있는 기준이 될 수 있다.

전문적인 관리를 받는 엘리트 선수들은 키에서 체중을 뺀 수치를 119까지도 감량한다. 많게는 122까지도 조절하는데, 이들은 몸의 잉여 에너지를 완전히 제거하고 근육까지 줄이기도 한다. 일반적으로 근육량이 많으면 좋다고 생각하지만, 근육이 많을수록 에너지 소비도 크기 때문에 장거리에서는 오히려 불리할 수 있다. 장거리에 맞는 적정 근육량이 따로 있으며, 근육이 많은 타입은 순간적인 파워는 좋을 수 있어도 지속력 면에서는 불리하다.

마라톤 선수들의 체형을 보면 매우 마르고 슬림하지만, 그 안에 있는 근육은 선명하게 드러나는 경우가 많다. 이런 체형이 러닝에 최적화된 형태라 할 수 있다. 점진적으로 112에 가까운 수치에 도달할 수 있도록 관리해보는 것도 좋은 방법이다. 달리기를 하면서 체중도 조절하고, 그 외에도 수많은 긍정적인 변화들이 따라올 수 있다. 부담 갖지 말고 점진적으로 내 몸을 관리해보자.

러닝에서 중요한 경량화

러닝에서 체중은 매우 중요한 요소다. 물론 당장 체중을 줄이기는 어렵기 때문에 동적인 상태에서 경량화된 느낌을 만들어내는 능력이 필요하다.

몸을 가볍게 만들고 경량화된 러닝을 하려면 누르는 힘보다 띄우는 힘을 써야 한다. 러닝 중 몸의 무게 중심을 위로 띄워 고중심화된 상태를 유지하면, 근육과 관절에 가해지는 부담이 줄어들어 더 빠르게 달릴 수 있고, 장거리 러닝도 수월해진다. 이처럼 고중심화된 무게 중심을 만들어내는 것이 러닝에서 경량화를 실현하는 핵심이다.

반대로 저중심화된 상태는 무게 중심이 아래로 눌린 느낌이다. 지면을 강하게 누르거나 뒤로 세게 차는 동작, 발을 굴리며 발가락으로 차고 뒤로 감는 동작들이 바로 저중심화를 유도하는 잘못된 움직임이다. 몸이 가벼워지려면 띄우는 동작이 우선돼야 한다. 예를 들어 스쿼트나 런지처럼 하체를 단련하는 데에는 효과적인 운동이지만, 골반 위치가 낮아지는 운동이기 때문에 바로 러닝을 했을 때는 몸이 저중심화되어 무겁게 느껴질 수 있다. 저중심화된 트레이닝을 반복하면 러닝 감각이 떨어질 수 있으며, 러닝 동작과 충돌이 생긴다. 스쿼트나 런지가 나쁜 운동이라는 뜻은 아니다. 사이클이나 스케이트처럼 저중심이 요구되는 종목에서는 필수적인 동작이다.

러닝은 들어 올리는 동작이 중심이기 때문에 몸을 띄우고, 가볍게 만드는 고중심화된 감각이 중요하다. 상급 러너라면 일정 수준의 저중심화가 섞여도 무리가 없지만, 폼이 아직 완성되지 않았거나 몸이 무겁게 느껴지는 러너라면 전체적으로 몸을 가볍게 만드는 데 집중해보자.

PART 4

러닝의 적, '부상' 방지법

러닝 부상 셀프 체크리스트

지금 당신의 몸은 어떤 신호를 보내고 있는지 스스로 체크해보자. 다음 항목 중 3개 이상 해당된다면, 무리한 러닝은 잠시 멈추고 정확한 진단과 회복이 필요한 때다.

■ 러너스 니

- [ ] 계단을 오르내릴 때 무릎 앞쪽에 통증이 느껴진다.
- [ ] 달린 후, 무릎을 굽혔다 펴는 동작이 불편하다.
- [ ] 오래 앉았다가 일어설 때 무릎이 뻐근하다.
- [ ] 무릎 주변에서 '뚝' 하는 소리가 자주 난다.
- [ ] 무릎이 붓거나 열감이 느껴진 적이 있다.

■ 신 스플린트

- [ ] 정강이뼈 안쪽을 눌렀을 때 아프다.
- [ ] 러닝 중 정강이 부위가 점점 무거워지는 느낌이 든다.
- [ ] 평소보다 종아리에 피로감이 쉽게 쌓인다.
- [ ] 최근 러닝 거리나 강도를 갑자기 늘렸다.
- [ ] 발바닥 착지 시 진동이 정강이까지 느껴진다.

- **햄스트링 부상**

  ☐ 달리다 갑자기 허벅지 뒤쪽이 '탁' 끊어지는 느낌이 들었다.

  ☐ 앉았다 일어날 때 허벅지 뒤 근육이 당긴다.

  ☐ 햄스트링 부위에 멍처럼 보이는 변화가 있었다.

  ☐ 스피드 훈련이나 인터벌 도중 통증이 시작됐다.

  ☐ 같은 부위 통증이 반복해서 재발한 적 있다.

- **족저근막염**

  ☐ 아침에 일어나 첫발을 디딜 때 발뒤꿈치가 아프다.

  ☐ 발바닥 아치 중앙 또는 뒤꿈치 쪽이 욱신거린다.

  ☐ 오래 걷거나 달리면 통증이 점점 심해진다.

  ☐ 쿠션감 없는 신발 착용이 많다.

  ☐ 발바닥을 스트레칭하거나 마사지하면 통증이 감소한다.

- **발목 염좌**

  ☐ 최근 발을 접질렀거나, 삐끗한 적이 있다.

  ☐ 발목이 붓거나 푸르스름하게 변한 적이 있다.

  ☐ 평지 러닝보다 트레일 러닝을 자주 한다.

  ☐ 발목이 불안정하다는 느낌이 자주 든다.

  ☐ 발목을 움직일 때 통증이 계속 남아 있다.

01

대한민국 러너들이 자주 겪는 부상 유형 & 대처법

"달리면 자유로워진다"는 말처럼, 러닝은 단순하면서도 강력한 운동이다. 하지만 러닝 인구가 폭발적으로 늘어난 2024년, 부상의 그림자 또한 짙게 드리워졌다. 당해 대한스포츠의학회가 발표한 보고서에 따르면, 국내 러너 10명 중 7명이 러닝 중 한 번 이상 부상을 경험한 것으로 나타났다. 부상은 러너의 끈기를 무너뜨리고, 달리기에 대한 자신감을 앗아가는 가장 큰 적이다.

러닝의 인기가 높아질수록, 그에 따른 부상에 대한 이해와 관리도 중요해졌다. 특히 대한민국 러너들은 도로 위에서 달리는 경우가 많고, 빠른 기록 단축을 목표로 훈련 강도를 높이는 경향이 있어 특정 부상이 빈번하게 발생한다. 그렇다면 대한민국 러너들이 가장 자주 겪는 부상은 무엇이며, 어떻게 대처해야 할까? 대표적인 부상 유형 다섯 가지를 정리해봤다.

■ 무릎 통증 - 러너스 니

'러너의 무릎'이라는 별명처럼, 러닝을 즐기는 사람이라면 누구나 한 번쯤 경험해봤을 법한 통증이다. 주로 무릎 앞쪽, 슬개골 주변에 통증이 생기며, 계단을 오르내리거나 오래 앉아 있다가 일어날 때 특히 뻐근함이 느껴진다. 2024년 국민체육진흥공단에 따르면, 러너 중 약 40%가 러너스 니를 겪은 경험이 있다고 한다. 무리한 장거리 러닝이나 잘못된 착지 습관이 원인인 경우가 많다. 무릎 통증이 있다면 운동 전후 스트레칭은 필수이며, 특히 대퇴사두근과 햄스트링을 충분히 풀어주는 것이 좋다. 통증이 지속된다면, 러닝을 잠시 멈추고 얼음찜질과 휴식을 병행하는 것을 추천한다.

■ 정강이 통증 - 신 스플린트

정강이 통증은 갑자기 러닝을 시작했거나, 달리는 거리와 강도를 급격히 늘렸을 때 자주 발생한다. 특히 러닝을 처음 시작한 초보 러너들에게 흔하게 나타난다. 정강이뼈 안쪽에서 시작되어 불편함이 점점 심해지며, 심하면 일상적인 보행도 어려울 정도로 아플 수 있다. 서울마라톤 대회 직후 병원을 찾은 러너 중 20% 이상이 이 증상으로 내원했다는 병원 통계도 있다. 정강이 통증이 느껴진다면 급하게 거리를 늘리기보다는 천천히 거리와 속도를 높이는 것이 좋다. 쿠셔닝이 좋은 러닝화를 선택하고, 종아리 마사지로 근육을 말랑하도록 풀어주는 것이 중요하다.

■ 발목 염좌 & 아킬레스건염

한강이나 트레일 러닝 중 자주 발생하는 부상이다. 울퉁불퉁한 노면을 달리다가 발이 비틀리면서 발목 인대에 무리가 가는 경우다. 러닝 크루 '서울트랙'의 운영진은 "한강 러닝 중 잔디밭에서나 트레일 코스 훈련 중에 발목을 접질려 대회를 포기한 러너들도 있다"고 전했다. 그러므로 러닝 전 워밍업은 필수다. 발목을 잡아주는 테이핑이나 발목 보호대를 사용하는 것도 도움이 된다.

■ 허벅지 뒤 통증 - 햄스트링 부상

스피드 훈련이나 인터벌 세션 도중 갑자기 '툭' 끊어지는 듯한 통증이 허벅지 뒤쪽을 강타한다면 햄스트링 손상을 의심해봐야 한다. 단순 근육통과 달리, 통증이 지속되며 움직임 자체에 제약을 준다. 한 번 다치면 재발 확률도 높은 고질적인 부상이다. 특히 체온이 덜 올라간 상태에서 갑작스레 속도를 끌어올리는 것이 주요 원인이다. 무리한 스피드 훈련은 피하고, 햄스트링 스트레칭과 근력 강화 운동을 병행하자. 부상 후에는 최소 1~2주의 회복 기간이 필요하며, 완치 전 러닝 복귀는 삼가야 한다. 따뜻한 찜질과 마사지도 회복에 도움을 준다.

■ 발바닥 통증 - 족저근막염

발을 내디딜 때, 발뒤꿈치에 날카로운 통증이 느껴진다면 족저

근막염일 가능성이 높다. 장시간 서서 일하는 직장인 러너들 사이에서 자주 생기는 부상으로, 주로 발의 아치arch 지지력이 약해졌을 때 발생한다. 아치 지지력이 있는 인솔(깔창)을 사용하거나, 스트레칭과 발 마사지로 발바닥 근막을 풀어주는 것이 좋다. 통증이 심하다면 일시적으로 러닝을 중단하고 전문의의 진료를 받아야 한다.

러닝은 '빨리'보다 '오래'가 더 중요한 스포츠다. 부상을 줄이기 위한 올바른 습관과 회복 전략을 갖춘다면 러닝은 평생을 함께할 수 있는 좋은 친구가 되어줄 것이다. 지금 당신의 러닝은 몸과 대화하고 있는지 체크해보자.

부위별 부상	주요 증상	원인	대처법
무릎 통증	• 무릎 앞쪽(슬개골 아래)에서 통증이 발생 • 장거리 러닝 후 무릎이 붓거나 무거운 느낌 • 계단을 내려갈 때 통증이 심해짐	• 지속적인 충격 누적 (특히 아스팔트 도로 러닝) • 약한 대퇴근 & 둔근 → 무릎을 지탱하는 힘 부족 • 잘못된 착지(과도한 힐 스트라이킹)	• 평소 대퇴사두근과 둔근을 강화하는 근력 운동 필수 • 무릎 보호를 위해 착지 방법 수정(미드풋/포어풋 착지 연습) • 쿠셔닝이 적절한 러닝화를 선택 & 부드러운 지면에서 달리기 • 통증이 있다면 RICE 요법(Rest, Ice, Compression, Elevation) 실시

	증상	원인	예방 및 관리
정강이 통증	• 정강이(앞쪽 뼈) 부위에 통증 발생 • 러닝 중 후반부에 통증이 심해짐 • 쉬면 나아지지만 다시 달리면 통증 재발	• 갑작스러운 훈련 강도 증가(거리 & 속도 급격히 올리는 경우) • 딱딱한 도로에서 반복적인 충격 • 발목 & 종아리 근육의 유연성 부족	• 훈련 강도를 서서히 증가(주간 러닝 거리 10% 이상 증가 X) • 종아리 & 발목 유연성 운동(다이내믹 스트레칭 필수) • 착지 시 충격 완화를 위해 미드풋 착지 연습 • 쿠셔닝이 적절한 러닝화를 착용하고, 다양한 지면에서 훈련
발목 염좌 & 아킬레스 건염	• 발목을 삐끗하거나, 아킬레스건이 뻣뻣하고 붓는 느낌 • 아침에 일어날 때 아킬레스건 부위의 통증 • 점프하거나 달릴 때 뒤꿈치 & 발목 부근 통증	• 발목 근육이 약한 상태에서 과도한 훈련 • 경사나 트레일 러닝 중 발목이 접질리는 경우 • 충분한 스트레칭 없이 갑자기 고강도 운동 시작	• 발목 & 종아리 근력 강화 운동 실시 • 러닝 전 다이내믹 스트레칭 & 러닝 후 정적 스트레칭 수행 • 평지 러닝부터 시작해 발목을 서서히 적응시키기 • 아킬레스건 통증이 심할 경우 러닝 중단 후 냉찜질 & 휴식
햄스트링 부상	• 허벅지 뒤쪽이 땅기는 느낌 & 급성 통증 • 다리를 뻗거나 계단을 오를 때 통증 발생 • 순간적인 스피드 업 시 더 심한 부상 위험	• 스피드 훈련(인터벌, 질주) 중 근육이 과하게 늘어남 • 허벅지 뒤쪽 유연성이 부족한 상태에서 무리한 가속 • 대퇴 사두근(앞쪽 허벅지)과의 불균형	• 러닝 전 다이내믹 햄스트링 스트레칭 수행 (레그 스윙, 토 터치 등) • 강한 스플린트 전에 워밍업 철저히 하기 • 힙 & 햄스트링 강화 운동 병행(데드리프트, 브릿지 등) • 부상 발생 시 즉시 휴식 & 냉찜질 후 서서히 회복 훈련 진행

발바닥 통증	• 아침에 일어났을 때 발바닥(뒤꿈치 쪽) 통증 • 러닝 후 발바닥이 뻣뻣하고 욱신거리는 느낌 • 오랜 시간 서 있거나 걸을 때도 통증 지속	• 쿠션이 부족한 신발 착용 & 발 충격 누적 • 아치가 높은 발 형태 (High Arch) 또는 평발(Flat Foot) • 장시간 서서 일하는 직업(오래 서 있다가 바로 달리는 경우)	• 발바닥 마사지(테니스 공, 폼롤러 사용) • 러닝화 선택 시 충격 흡수 기능 고려 & 발 아치 지지대 활용 • 종아리 & 발목 스트레칭 수행(카프 스트레칭 필수)

부위별 부상 예방 스트레칭

무릎 부위

무릎은 러닝 중 가장 많은 충격을 받는 부위 중 하나다. 무릎 부상을 예방하고, 유연성과 안정성을 높이려면 적절한 스트레칭이 필수다. 특히 러너스 니, 무릎 외측 통증의 주요 원인 중 하나는 바로 장경인대의 과도한 긴장이다. 장경인대는 허벅지 바깥쪽을 따라 무릎까지 이어지는 두꺼운 조직으로, 평소에는 잘 느껴지지 않지만 달리기를 많이 하면 쉽게 뻣뻣해지고, 통증을 유발할 수 있다. 무릎 주변 근육인 대퇴사두근, 햄스트링, 종아리, 둔근 등을 스트레칭으로 이완시켜주면 부상을 예방하고 러닝 퍼포먼스도 향상될 수 있다.

대퇴근막장근 스트레칭(Standing IT Band Stretching)

#무릎 옆쪽 스트레칭 #러너스 니 예방 #무릎 외측 통증

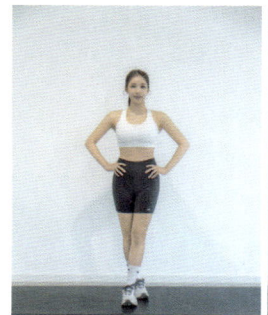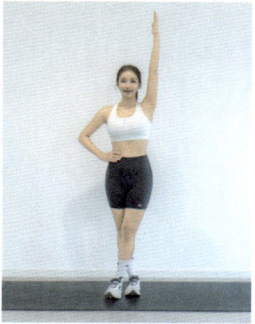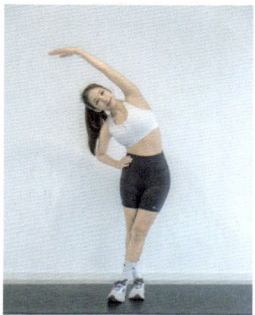

러닝 중 무릎 옆쪽의 불균형을 줄이고, 러닝 착지 시 안정성을 강화하는 데 좋은 스트레칭이다.

■ 동작 방법

❶ 두 발을 나란히 선 상태에서, 오른발을 왼발 뒤로 교차시킨다.

❷ 왼팔을 머리 위로 올리고 몸을 오른쪽으로 기울인다.

❸ 골반이 과하게 틀어지지 않도록 주의하며 15~30초간 유지한다.

　이때 허벅지 바깥쪽이 늘어나는 느낌이 들어야 한다.

❹ 반대쪽도 동일하게 반복한다.

■ 포인트

❶ 서서 하는 것이 어렵다면, 벽을 잡고 균형을 맞춘다.

❷ 스트레칭을 더 깊게 하려면 반대쪽 엉덩이를 살짝 밀어준다.

쿼드 스트레칭(Quad Stretching)

#허벅지 앞쪽 스트레칭 #대퇴사두근 #무릎 부담 감소

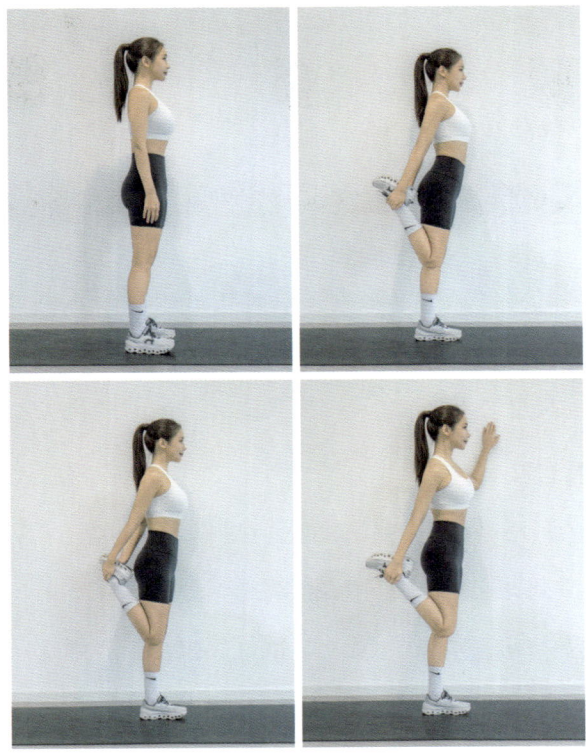

달릴 때 허벅지 앞쪽 근육인 대퇴사두근quadriceps은 반복적으로 수축하면서 무릎 관절에 힘을 전달한다. 러닝 직후 이 부위가 뻣뻣하게 굳어 있다면, 무릎 슬개골 주변의 압박이 커지고, 부상으로 이

어질 가능성이 높아진다. 이 스트레칭은 허벅지 앞쪽 근육을 풀어줌으로써 무릎에 가해지는 부담을 줄여주는 데 효과적이다.

■ **동작 방법**

❶ 바르게 선 상태에서 양손으로 오른쪽 발목을 잡는다.

❷ 발뒤꿈치를 엉덩이에 가깝도록 당긴다.

❸ 이때 허벅지 앞쪽이 이완되는 느낌이 들어야 한다.

❹ 15~30초 유지한 후 반대쪽도 동일하게 실시한다.

■ **포인트**

❶ 벽이나 기둥을 잡고 하면 균형 잡기가 쉽다.

❷ 스트레칭을 더 깊게 하려면 다리를 살짝 뒤쪽으로 당겨준다.

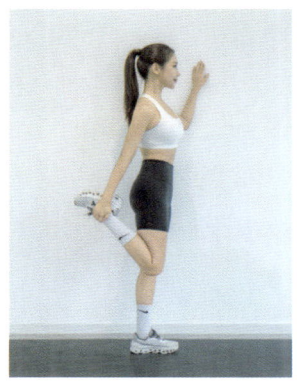 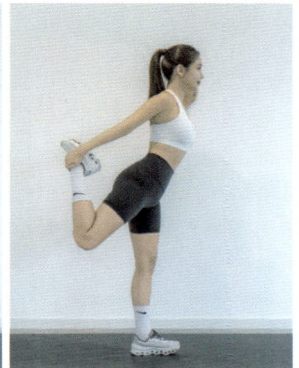

정강이·종아리 부위

러닝 후, 우리 몸에서 가장 많이 피로를 호소하는 부위 중 하나가 바로 정강이와 종아리다. 달릴 때 발바닥이 지면에 닿는 순간 발생하는 충격은 고스란히 정강이와 종아리를 통해 상체로 전달되며, 이로 인한 누적 피로가 부상으로 이어지기 쉽다. 특히 정강이 통증으로 잘 알려진 '신 스플린트'는 초보 러너는 물론 중급 러너에게도 흔하게 발생하는 증상이다. 종아리 근육이 지나치게 뻣뻣해지거나 발목의 유연성이 떨어질 경우에도 이 부위에 과부하가 걸리기 쉽다. 정강이와 종아리의 피로를 줄이기 위해서는 러닝 후 이 부위의 근육을 풀어주는 스트레칭이 필수다. 스트레칭을 통해 혈류를 촉진하고 근막을 풀어주면, 부상을 예방할 수 있을 뿐 아니라 회복 속도도 빨라진다.

스위핑 햄스트링 스트레칭
(Sweeping Hamstring Stretching)

#햄스트링 스트레칭 #신 스플린트 예방 #종아리 피로

햄스트링과 정강이까지 동시에 풀어주는 효율적인 동작으로 러닝 전 워밍업에 적합하다.

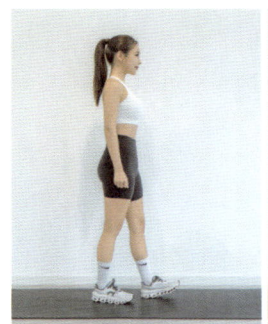
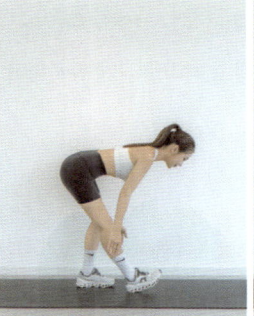
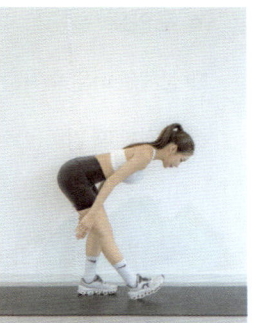
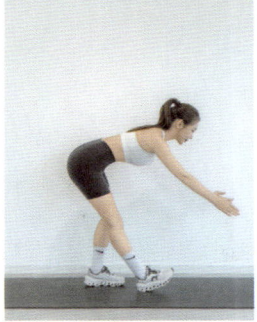
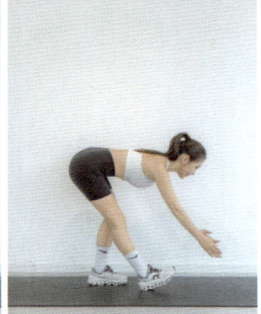

- **동작 방법**

❶ 양발을 어깨너비로 벌리고 선다.

❷ 오른발을 반 걸음 앞으로 내딛고, 앞꿈치를 들어 뒤꿈치만 바닥에 댄다.

❸ 엉덩이를 뒤로 보내며 상체를 천천히 앞으로 숙이고, 양손은 아래로 내린다.

❹ 상체를 들어 올리면서 팔을 자연스럽게 반원을 그리며 스윙(swing)한다. 이때 오른쪽 햄스트링과 정강이 주변에 당기는 느낌이 들면 그 자세를 15~20초간 유지한다.

❺ 좌우 반복한다.

■ **포인트**

❶ 상체를 너무 숙이지 말고 허리를 곧게 유지하며 상체를 숙여준다.

❷ 스윙할 때 반동을 주지 않는다.

앵클펌프 스트레칭(Ankle Pumps Stretching)

#종아리 스트레칭 #종아리 부종 예방 #회복루틴용

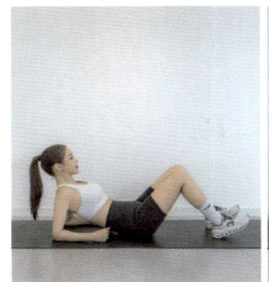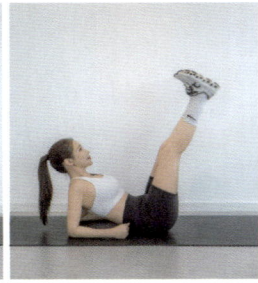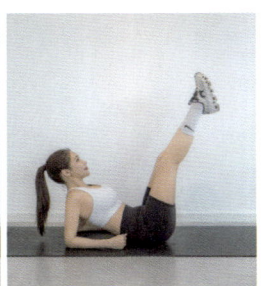

달린 후 종아리가 단단하게 굳는 느낌이 든다면, 이는 미세한 근육 손상과 피로 누적의 신호다. 발목 움직임을 통해 종아리 근육을 부드럽게 풀어주는 이 간단한 스트레칭은 짧은 시간 대비 큰 효과를 준다. 특히 이 동작은 다리를 90도로 세운 상태에서 수행되기 때문에 종아리 근육에 더욱 직접적인 이완 자극을 줄 수 있다.

■ **동작 방법**

❶ 팔꿈치를 뒤로 짚어 지면에 고정한 후, 상체를 약간 기대듯 반쯤 누운 자세를 만든다.

❷ 양쪽 다리를 수직으로 들어 올려 공중에 고정한다. 다리 사이 간격은 주먹 하나가 들어갈 정도로 유지한다.

❸ 양쪽 발목 관절을 천천히 '위아래, 위아래'로 움직여준다.

■ 포인트

❶ 무릎은 고정한 채 발목만 움직여야 효과가 높다.

❷ 종아리가 가볍게 당기는 느낌이 들 정도로만 움직인다.

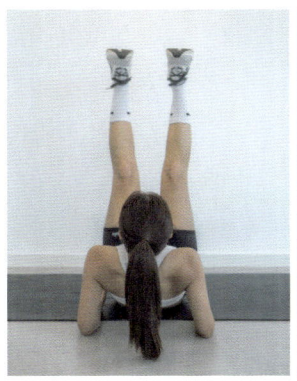 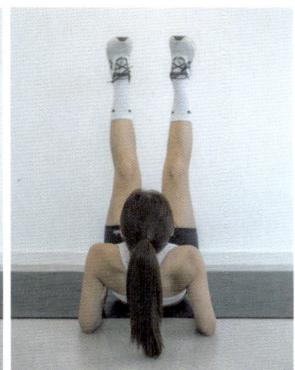

발목 부위

러닝에서 발목은 작은 관절이지만, 전신의 움직임을 지탱하는 핵심 축이다. 실제로 발목의 유연성과 가동성이 떨어지면 착지 시 충격이 종아리, 무릎, 고관절 등 다른 관절로 전달되며 부상 위험률이 급격히 높아진다. 특히 발목이 굳어 있으면 러닝 중 지면을 제대로 밀어내지 못해 추진력 저하뿐 아니라 발목 염좌(접질림), 아킬레스건 통증 등 다양한 문제로 이어질 수 있다. 러닝 후 발목 주변 근육과 인대를 부드럽게 풀어주는 스트레칭은 단순히 부상 예방을 넘어서 러닝 자세 안정화와 퍼포먼스 향상까지 연결된다는 점을 기억하자.

발목 회전 스트레칭(Ankle Circles)

#발목 회전 스트레칭 #발목염좌 예방 #아킬레스건 통증 예방

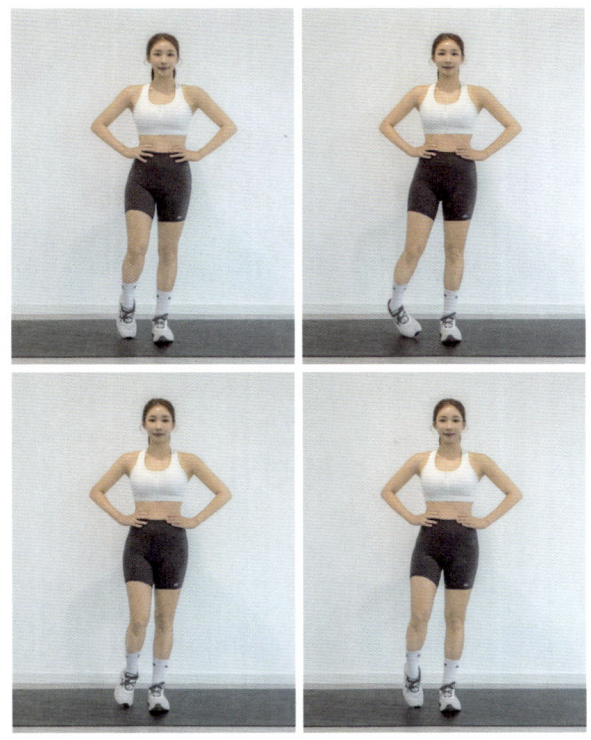

발목 가동 범위를 넓히고, 인대와 근막을 부드럽게 이완시켜주는 스트레칭이다.

■ **동작 방법**

❶ 발목을 시계 방향으로 천천히 돌린다.

❷ 시곗바늘 반대 방향으로도 동일하게 회전한다.

❸ 각 방향으로 10~15회 회전 후 반대쪽 발목도 반복한다.

■ **포인트**

❶ 서서 하거나 의자에 앉아서도 가능하다.

❷ 발목이 뻑뻑하면 천천히 작은 원부터 시작하여 점차 범위를 늘린다.

매트 위 걷기 스트레칭(Marching on the Mat)

#발목 스트레칭 #발목 부상 예방 #러닝의 회전축

이 동작은 매트 위에서 제자리 걷기를 하며 발목 관절의 앞뒤 움직임을 자연스럽게 유도하는 스트레칭이다. 특히 착지 시 발끝부터 뒤꿈치까지 부드럽게 풀어주면 실제 러닝에 필요한 움직임을 자연스럽게 익히는 효과가 있다.

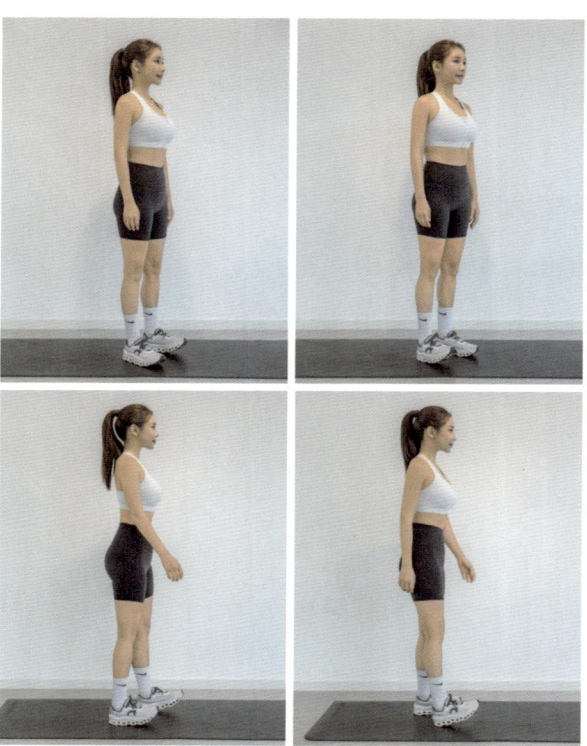

■ **동작 방법**

❶ 요가 매트 또는 폭신한 바닥 위에 맨발로 선다.

❷ 무릎을 가볍게 구부린 상태에서 제자리걸음을 시작한다.

❸ 발끝부터 매트에 닿고, 뒤꿈치가 마지막에 닿도록 천천히 걸음을 반복한다.

❹ 1분 정도 걷다가, 뒤꿈치부터 디디는 방식으로 방향을 바꿔 다시 1분간 반복한다.

■ 포인트

❶ 체중을 좌우로 흔들지 않고 중심을 잘 유지한다.

❷ 동작은 작게, 하지만 정확하게 수행한다.

엉덩이 및 햄스트링 부위

달리기에서 가장 큰 근육을 사용하는 부위는 어디일까? 단연코 엉덩이와 햄스트링이다. 엉덩이 근육, 특히 둔근은 러닝 시 골반의 안정성과 추진력을 담당하며, 햄스트링은 다리를 뒤로 밀어주는 '파워 스트로크'의 핵심이다. 이 부위가 뻣뻣하거나 기능이 저하되면, 전신의 밸런스가 무너지고 무릎, 허리, 종아리 등 다른 부위의 부상으로 이어질 수 있다. 러닝 후 이 부위를 집중적으로 풀어주는 스트레칭은 근육의 회복을 돕고, 자세의 흐트러짐을 막아주며, 장기적으로는 러닝 효율까지 끌어올려준다.

싱글 레그 데드리프트 스트레칭
(Single-Leg Deadlift Stretch)

#햄스트링 스트레칭 #엉덩이 스트레칭 #뒷근육 회복

엉덩이와 햄스트링을 길게 늘려주며, 균형 감각까지 함께 키워주는

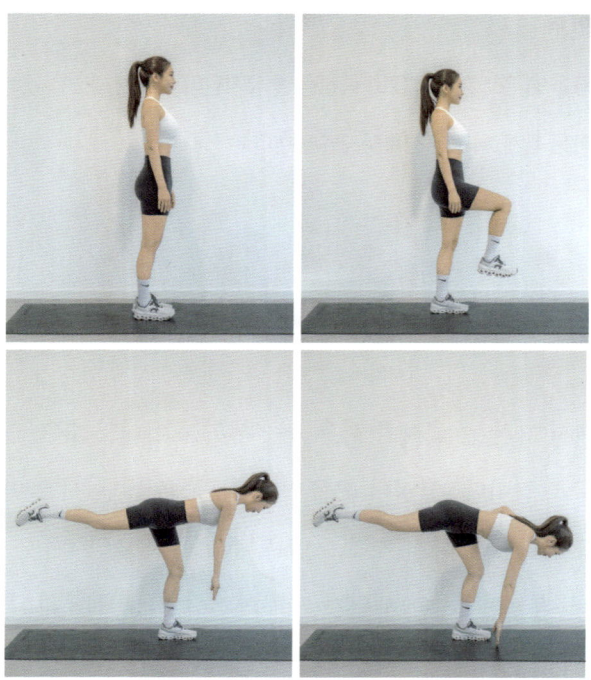

동작이다. 달리며 짧아진 뒷다리 근육을 회복시키는 데 효과적이다.

■ **동작 방법**

❶ 발을 엉덩이 너비로 벌리고 서서 한쪽 다리를 살짝 들고 균형을 잡는다.

❷ 한쪽 다리를 뒤로 뻗으며 상체를 앞으로 숙여 몸이 'ㄱ'자 형태가 되도록 한다.

❸ 손으로 발끝을 터치한다.

❹ 상체를 다시 세우면서 원래 자세로 돌아온다. 반대쪽 다리도 반복하며 양쪽 10~15회 수행한다.

■ 포인트

❶ 러닝 전 워밍업으로 10~15회 수행하면 다리 근육을 활성화시킬 수 있다.

❷ 동작이 어렵다면 의자나 벽을 잡고 연습한 후, 점진적으로 균형을 잡는 연습을 한다.

고관절 부위

고관절은 러닝 시 허벅지와 엉덩이를 연결해주는 역할을 하며, 보폭과 추진력을 결정짓는 중요한 핵심 부위다. 그래서 고관절은 달리기 동작의 중심이자 움직임의 관문이라 불린다. 하지만 러닝을 반복하다 보면 고관절 주변 근육들이 점차 긴장되고, 가동 범위가 제한되기 쉽다. 러닝 후에는 반드시 고관절을 열어주는 스트레칭을 통해 부상을 예방하고 운동 후 긴장된 근육을 이완시켜줘야 한다. 스트레칭을 통해 고관절 주변 근육(장요근, 이상근, 중둔근, 대둔근, 내전근 등)을 부드럽게 풀어주면 달릴 때의 '뻣뻣함'과 '통증'이 어느 순간 자연스럽게 사라질 것이다.

앞뒤 레그 스윙(Front-to-Back Leg Swings)

#햄스트링 스트레칭 #고관절 스트레칭 #하체 가동성

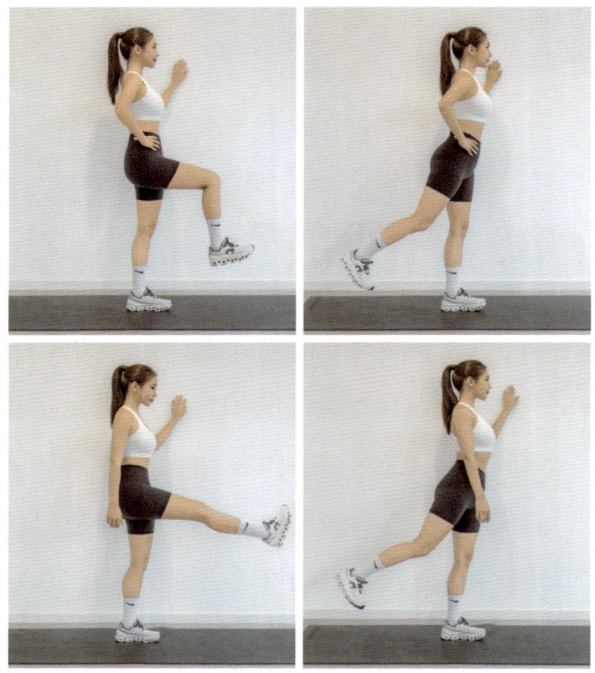

하체의 앞뒤 가동성을 열어주는 러너의 필수 루틴으로, 러닝 전후에 추천하는 동적 스트레칭이다.

■ **동작 방법**

❶ 벽이나 기둥을 한 손으로 잡고 균형을 유지한 채, 한쪽 다리를 들어 올린다.

❷ 한쪽 다리를 앞뒤로 천천히 스윙하며 햄스트링과 고관절을 이완한다.

❸ 동작 범위를 점점 넓히며, 10~15회 반복한 후 반대쪽 다리도 동일하게 실시한다.

■ 포인트

❶ 스윙할 때 허리가 과도하게 젖혀지지 않도록 복부에 힘을 준다.

❷ 반동 없이 천천히 하체 앞뒤 가동성을 넓혀주는 것이 포인트다.

좌우 레그 스윙(Side-to-Side Leg Swings)

#고관절 스트레칭 #내전근 외전근 #유연성 향상

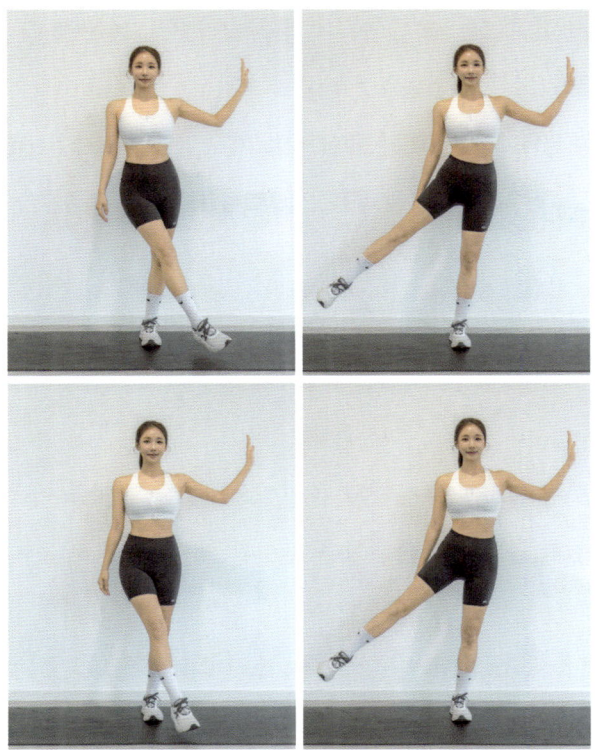

햄스트링이 뻣뻣해진 러너에게 가장 먼저 추천하는 기본 스트레칭이다.

■ **동작 방법**

❶ 벽이나 기둥 옆에 옆으로 서서, 한 손으로 가볍게 지지한다.

❷ 한쪽 다리를 들어 반대쪽 방향으로 좌우로 천천히 흔들며, 내전근과 외전근을 이완시킨다.

❸ 다리가 몸을 가로질러 반대쪽까지 움직이도록 한다.

❹ 좌우로 15~20회 반복한 후, 반대쪽 다리도 동일하게 실시한다.

■ **포인트**

❶ 허리, 엉덩이가 고정되도록 중심을 잡으며 다리를 좌우로 스윙한다.

❷ 반동을 너무 크게 주지 말고, 점진적으로 범위를 넓히는 것이 좋다.

힙 힌지 스윙(Hip Hinge Swing)

#고관절 스트레칭 #햄스트링 스트레칭 #허리 가동성 향상

햄스트링과 고관절 후면의 유연성, 둔근 중심 체중 이동을 회복하고 싶을 때 좋은 스트레칭이다.

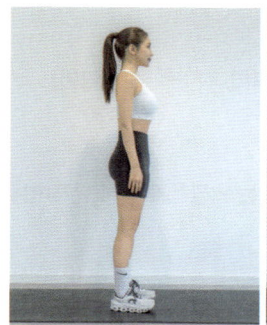 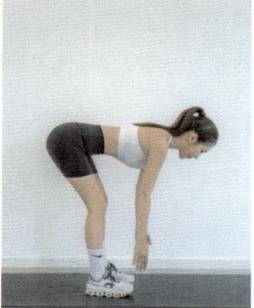 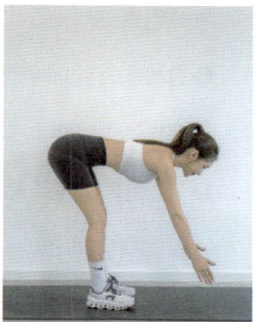

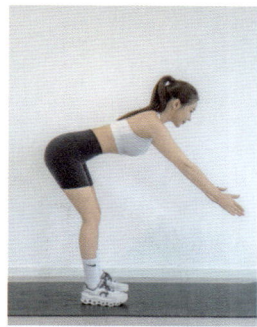 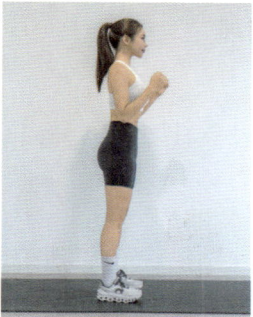

■ 동작 방법

❶ 발을 엉덩이 너비로 벌리고 곧게 선 상태에서 시작한다.

❷ 고관절을 뒤로 보내며 상체를 45도 정도 앞으로 기울인다.

❸ 동시에 양손을 앞뒤로 흔들며, 햄스트링과 둔근이 당겨지는 느낌이 나도록 스윙한다.

❹ 고관절을 다시 앞으로 밀며 상체를 세운다.

❺ 15~20회 반복하며, 점차 속도를 조절한다.

■ 포인트

❶ 상체를 숙일 때 허리가 둥글어지지 않도록 주의하며, 척추를 길게 늘이는 느낌으로 수행한다.

❷ 고관절을 제대로 활용하려면 엉덩이를 뒤로 보내는 느낌을 확실히 유지하는 것이 핵심이다.

■ 잘못된 예

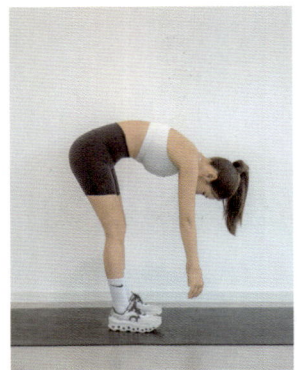 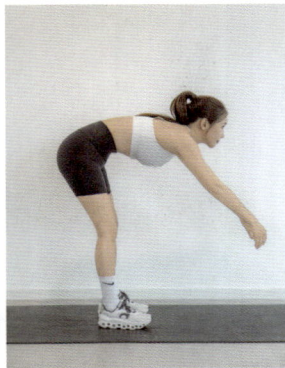

딥 스쿼트 리치 & 스윕(Deep Squat Reach & Sweep)

#고관절 스트레칭 #하체 전신 이완 #햄스트링 스트레칭

햄스트링과 고관절 후면의 유연성을 향상시키고, 둔근을 활용한 중심 이동 감각을 회복하는 데 좋은 스트레칭이다.

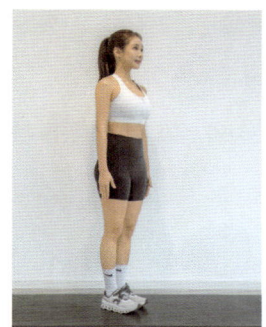 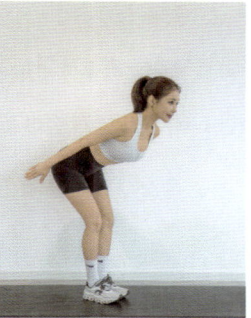 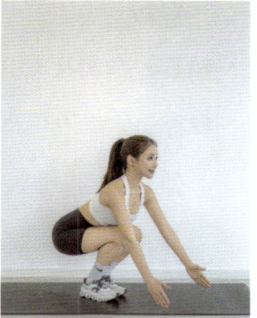

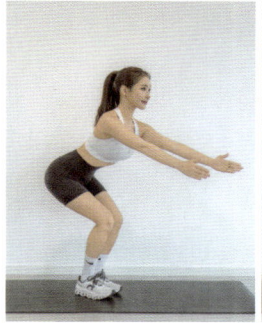 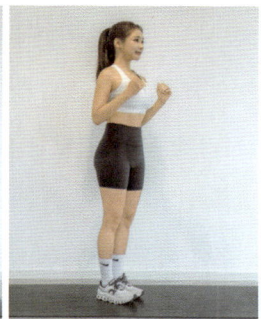

■ **동작 방법**

❶ 반듯하게 선 자세에서 고관절을 뒤로 밀어 엉덩이를 뒤로 보낸다.

❷ 동시에 깊은 스쿼트 자세로 천천히 내려간다.

❸ 내려가면서 팔을 앞으로 내밀어, 지면을 쓸어내리듯 스윙한다.

❹ 허리를 부드럽게 말아 상체를 이완시키며 원래 자세로 돌아온다.

❺ 반대편도 동일하게 수행하며, 좌우 교차로 10~12회 반복한다.

■ **포인트**

❶ 팔을 부드럽게 스윙하면서 척추를 과하게 구부리지 않도록 주의한다.

❷ 깊은 스쿼트가 어렵다면 다리를 더 넓게 벌려 고관절을 열고 가동 범위를 천천히 늘린다.

허리 부위

러닝에서 허리는 중요한 역할을 한다. 러닝 시 전신의 충격을 흡수하고, 상·하체를 연결하는 중간 관절 역할을 하기 때문이다. 특히 몸통의 회전과 중심 이동이 반복되는 달리기 동작에서 허리의 안정성은 곧 러닝의 지속 가능성과 직결된다. 따라서 잘못된 자세나 코어 근육의 부족으로 인해 허리에 부담이 가해지면 통증이 생기기 쉽고, 전반적인 러닝 자세를 무너뜨리는 원인이 된다. 그러므로 올바른 허리 스트레칭을 하면 허리 통증을 예방하고, 러닝 자세가 좋아지며 달리기를 더 효율적으로 할 수 있게 된다.

다운독(Downdog)

#허리 스트레칭 #척추기립근 #종아리 스트레칭

햄스트링부터 종아리, 척추기립근, 어깨까지 전신을 길게 이완시

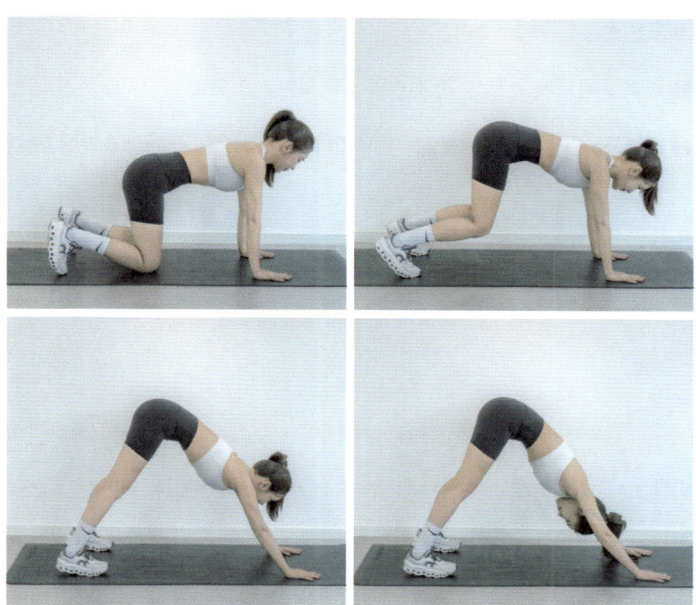

켜주는 대표 스트레칭이다.

■ **동작 방법**

❶ 매트에 엎드린 상태에서 양손과 무릎을 바닥에 대고 네 발 자세를 만든다.

❷ 손바닥으로 바닥을 밀어내며 엉덩이를 위로 들어 올리고, 다리를 쭉 펴 △ 모양을 만든다.

❸ 발뒤꿈치는 바닥 쪽으로 내리고, 머리는 두 팔 사이에 둔다.

❹ 허리와 다리를 쭉 늘여주면서 20~30초간 유지한 후, 천천히 원래 자세로 돌아온다.

■ 포인트

❶ 허리를 둥글게 말지 않고, 척추가 길어지는 느낌으로 늘여준다.

❷ 발뒤꿈치가 바닥에 닿지 않을 때 무리하지 말 것. 본인 유연성에 맞게 조절한다.

사이드 리치 & 토 터치(Side Reach & Toe Touch)

#허리 스트레칭 #측면복사근 #옆구리 스트레칭

몸통의 유연성과 회전력을 높여주는 동작으로, 러닝으로 인해 뻣뻣해진 옆구리와 허리 라인을 부드럽게 이완시키는 데 좋은 스트레칭이다.

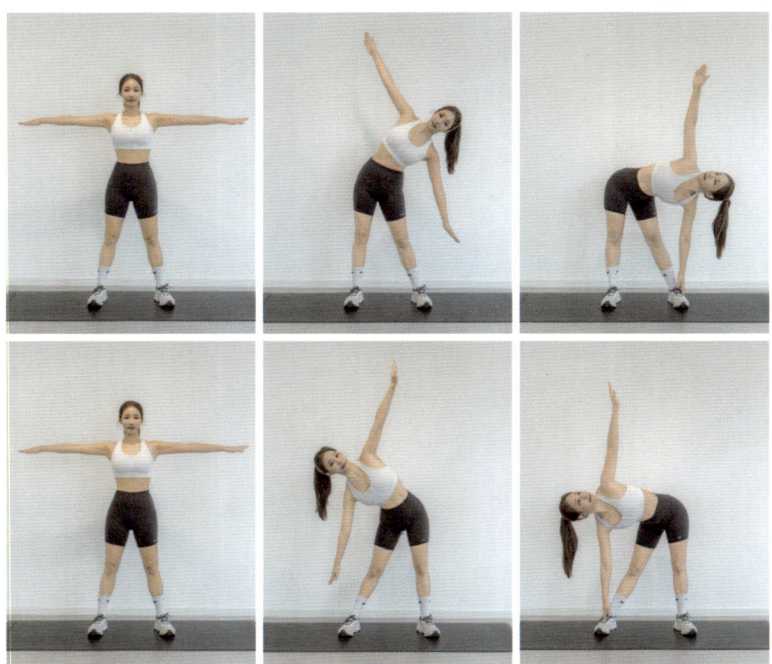

■ **동작 방법**

❶ 똑바로 선 상태에서 양팔을 옆으로 벌리고, 숨을 들이마신다.

❷ 숨을 내쉬며 상체를 왼쪽으로 기울여, 왼손으로 발 바깥쪽을 터치한다.

❸ 다시 제자리로 돌아온 후 반대쪽도 같은 방식으로 반복한다.

❹ 좌우로 각각 10~15회 반복한다.

■ **포인트**

❶ 몸통을 비틀기보다는 옆으로 기울이는 느낌이 중요하다.

❷ 발끝을 터치할 때는 무릎을 약간 굽혀도 무방하다.

장요근 부위

많은 러너들이 간과하는 부위가 바로 장요근이다. 장요근은 골반과 허리를 연결하는 깊숙한 위치의 근육으로, 달릴 때 무릎을 들어 올리는 동작에 직접적으로 관여한다. 이 근육이 뻣뻣해지면 고관절의 움직임이 제한되고, 허리 통증이나 골반 비대칭, 자세 불균형으로 이어질 수 있다. 특히 장요근이 타이트하면 러닝 시 걸음걸이가 짧아지고, 엉덩이 근육이 제 역할을 하지 못해 부상 발생률이 높아진다. 러닝 후 장요근을 제대로 이완시켜주는 스트레칭은 부상의 예방은 물론, 힙 동작의 효율성을 끌어올리는 데 큰 도움이 된다.

딥 런지 스트레칭(Deep Lunge Stretch)

#장요근 스트레칭 #고관절

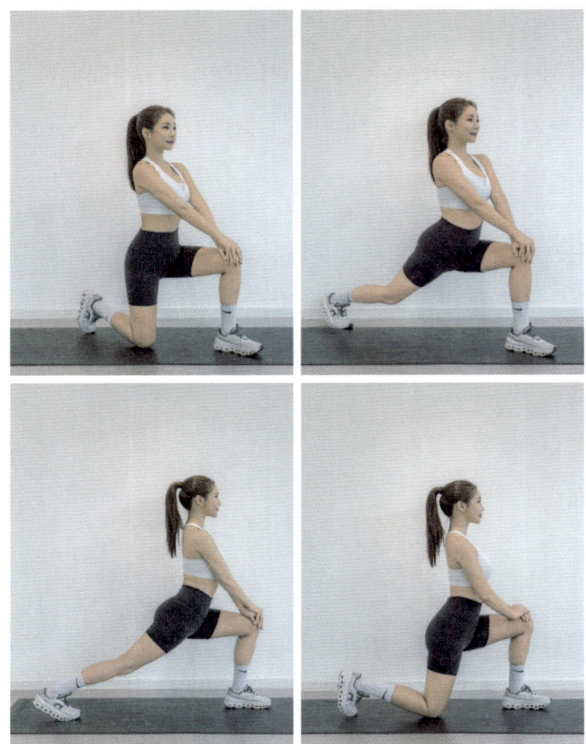

햄스트링부터 종아리, 척추기립근, 어깨까지 전신을 길게 이완시켜주는 대표 스트레칭이다.

■ **동작 방법**

❶ 바닥에 무릎을 꿇은 런지 자세를 취한다. 앞다리는 무릎이 90도, 뒷다리는

무릎을 바닥에 붙인다.

❷ 두 손을 앞 무릎 위에 얹고 상체를 바르게 세운다.

❸ 골반을 정면으로 유지하며 상체를 앞으로 천천히 밀고, 앞쪽 고관절이 길게 늘어나는 것을 느낀다.

❹ 20~30초간 자세를 유지하고 반대쪽도 동일하게 수행한다.

■ 포인트

❶ 허리를 과하게 젖히지 말고, 복부에 힘을 주며 골반 정렬을 유지한다.

❷ 발뒤꿈치가 바닥에 닿지 않을 때 무리하지 말 것. 본인 유연성에 맞게 조절한다.

스탠딩 니 리프트 & 홀드
(Standing Knee Lift & Hold Stretch)

#장요근 스트레칭 #고관절 안정화 #복부 코어

장요근과 고관절의 안정성을 강화하고 균형 감각을 높이는 데 효과적인 정적 스트레칭이다.

■ 동작 방법

❶ 양팔을 좌우로 벌리고, 어깨너비로 바르게 선다.

❷ 한쪽 무릎을 90도로 천천히 들어 올린다.

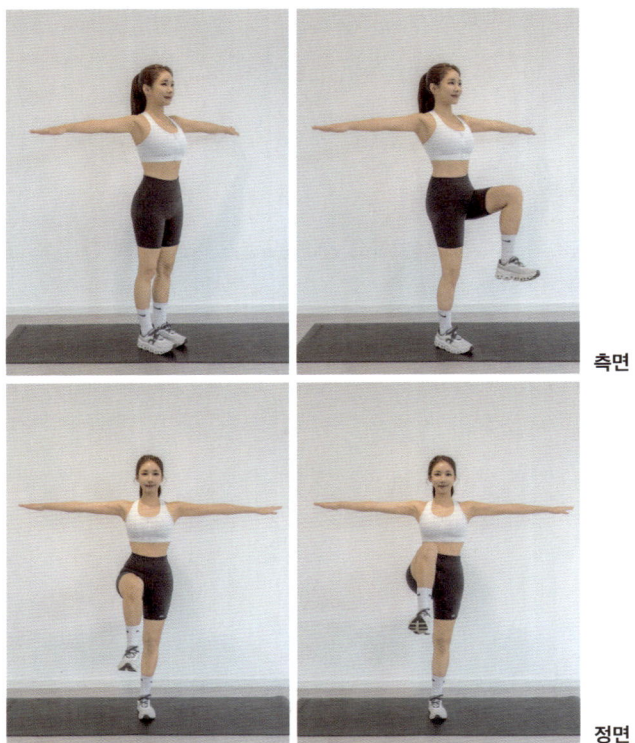

측면

정면

❸ 자세를 유지한 채 중심을 잡고, 무릎과 상체가 흔들리지 않도록 한다.

❹ 10~15초간 유지한 후 무릎을 천천히 내리고 반대쪽도 반복한다.

■ 포인트

❶ 허리를 세우고, 무릎이 바깥으로 벌어지지 않도록 유지한다.

❷ 균형 잡기가 어렵다면 벽을 가볍게 짚고 해도 된다.

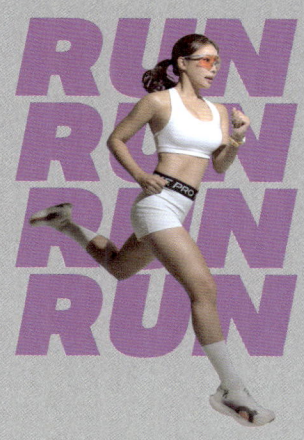

PART 5

러너를 위한 영양과 회복 관리

01

대한민국 러너들을 위한 식단 노하우

평상시와 러닝 후

탄단지(탄수화물, 단백질, 지방)의 적절한 밸런스로 영양을 보충하되, 평상시와 러닝 후에는 위가 늘어나지 않도록 배부르기 전에 식사를 멈추고, 수시로 나눠 먹는 습관을 갖는 것이 좋다.

대회 1~2주 전

■ **위 줄이기**

마라톤 체형을 만들고, 달릴 때 복통을 줄이기 위해서는 '위 줄이기'가 필요하다. 대회를 준비하며 훈련하는 것도 중요하지만, 배가 홀쭉한 마라톤 체형이 될수록 잘 달릴 수 있기 때문에, 마라톤 체형을 만드는 데 집중해야 몸이 혹사되지 않는다. 평소 식사량에서 2/3만 줄여도 위는 서서히 줄어든다. 이는 대회 중 복통과 같은 리스크도 줄여준다.

> **위 줄이기 방법**
> 과식을 피하고, 포만감을 느끼기 전까지 섭취해야 한다. 배가 살짝 고픈 상태를 유지해야 위가 줄어들기 때문에, 배부르게 먹지 않아야 한다. "달릴 때 배고프면 못 달린다"는 말은 옛날이야기다. 이제는 달리면서 먹을 수 있는 뉴트리션이 풍부한 시대다. 계획적인 에너지젤 섭취를 통해 레이스 중 필요한 에너지와 허기짐을 보완할 수 있다. 위가 줄어들면 화장실에 갈 확률도 줄어든다. 헛되게 소비되는 시간을 막는 것이 기록 단축에 효과적인 전략이다.

■ 카보로딩 carbo-loading

마라톤 대회를 앞두고 카보로딩을 해야 한다는 정보를 접한 적이 있을 것이다. 러너를 위한 성공적인 카보로딩 방법을 살펴보자. 카보로딩의 핵심은 대회 3~4일 전부터 글리코겐 저장을 늘리는 것이다. 이는 30km 이후 에너지 고갈 시점을 대비하기 위한 전략이다.

먼저 널리 알려진 방법을 알아보자.

단백질만 섭취: 월요일 아침부터 수요일 점심 또는 저녁
탄수화물 섭취: 수요일 점심 또는 저녁부터 대회 날 아침

이 방법은 3일간 탄수화물을 차단한 후 다시 섭취했을 때 글리코겐 저장이 급속히 증가하는 효과를 기대하는 전략이다. 그러나 이는 과거 물 외에 섭취할 수 있는 것이 거의 없던 시절의 방식이며, 실제로 많은 선수들이 사용했으나 리스크가 크다. 식이요법 중 컨디션 저하가 발생하거나 대회 당일까지 회복되지 않는 경우가 많고, 대회 후 회복 시간도 길어진다.

요즘 러닝은 그야말로 혁신의 연속이다. 대회 중 섭취 가능한 에너지젤이 풍부하며, 젖산 축적을 예방하는 뉴트리션이나 쥐를 방지하는 보조제도 있다. 후반 30km 에너지 고갈 시, 에너지젤 하나로 에너지를 충당할 수 있는 시대다.

마라톤 대회 중 에너지젤(45g)을 최대 7개 섭취하면 약 315g의 무게가 추가된다. 만약 대회를 앞두고 무분별하게 먹어 체중이 2~3kg 늘어난다면, 대회장에서 화장실을 자주 찾게 될 것이다. 이제는 '배고파서 못 달리는' 시대는 지났다. 검증되지 않은 정보를 믿고 과하게 먹다가 정성스럽게 만든 몸을 망치지 말자.

> **카보로딩**
> 장거리 달리기와 마라톤 전에 탄수화물 섭취를 늘려 글리코겐 저장량을 최대화하는 전략이다. 탄수화물은 단백질보다 글리코겐 저장 효율이 높기 때문에, '탄수화물 로딩'이라고도 불린다.

■ 카보로딩 실패 요인

1. 너무 많이 먹으면 무거워서 못 달리게 된다.
2. 위가 늘어나 복통이 발생할 확률이 증가하며, 배의 출렁임으로 피로가 가중된다.

※ 해결책: 대회일까지 체중이 500g~1kg 이상 증가하지 않도록 관리해야 한다. 대회가 다가오면 훈련량이 자연스럽게 줄어들기 때문에 음식량을 늘리지 않아도 에너지가 축적된다.

■ 효과적인 카보로딩 방법

1. 평소 식사량을 유지하면서 탄수화물 비중을 높인다.

    (예: 단백질 20% 미만 + 탄수화물 80%)

2. 위가 늘어나지 않도록 소식한다.
3. 고탄수화물이면서 부피가 작은 음식을 선택한다.
4. 공기밥은 한 공기 이하로, 여러 번 나눠 먹는다.

※ 엘리트 선수들은 밥 반 공기 정도만 섭취하고, 부족한 열량은 간식으로 보충한다.

추천 음식
떡, 견과류(아몬드/땅콩), 말린 과일, 포도주스, 빵, 파스타, 초콜릿, 생크림 케이크, 찹쌀밥 등

대회 1일 전~대회일

위가 늘어나지 않도록 소식해야 한다. 에너지 축적을 위해 많이 먹다 보면, 오히려 배가 불러 제대로 달릴 수 없다. 마라톤 체형의 핵심은 '홀쭉함'이다.

■ 대회 1일 전

공통: 몸을 가볍게 해주는 탄수화물 음식 위주

한식: 밥, 맑은 국, 백김치, 김, 떡, 야채, 죽, 국수

외식: 빵, 바나나, 사과, 포도, 파스타, 초콜릿, 버터

저녁 간식(저녁 8시 30분에 섭취): 생크림 케이크 한 조각(소량 고칼로리, 위 확장 없음)

■ 대회일

아침 식사 시간: 출발 3시간 전(예: 8시 출발이면 5시에 식사)

식사: 김과 밥(맛김에 밥 싸서 7~10개), 맑은 국물, 바나나

■ 피해야 할 음식

육류, 발효식품, 유제품, 김치, 찌개류(짠 음식), 술, 커피(숙면 방해, 이뇨 작용), 담배(폐 기능 저하)

러닝 전후 필수 보충제와 수분 섭취법

에너지젤은 보통 섭취 후 1분 이내에 에너지원으로 전환된다. 러닝 훈련이나 레이스에서 에너지 보급 없이 달릴 수는 있지만, 그 경우 신체 컨디션은 급격히 저하되고 정신력에 의존해야 한다. 에너지가 고갈된 상태에서 달리는 것은 육체적 운동이 아닌 정신적 고통에 가까우며, 이는 피해야 한다.

따라서 멘탈 트레이닝은 아껴두고, 러닝 중에는 피지컬을 최대한 활용할 수 있도록 전략적으로 보충해야 한다. 수분 보충도 필수이다. 전해질과 미네랄이 포함된 음료를 수시로 소량씩 나눠 마시는 것이 이상적이다. 한 번에 많은 양을 마시면 속이 출렁이거나 복통을 유발할 수 있다.

전해질 보충 음료는 가루나 태블릿 형태로 출시되어 있어 물에 타서 간편하게 섭취할 수 있으며, 아미노산 보충 제품도 다양하게 나와 있다. 스포츠 활동 중에는 반드시 수분과 전해질을 함께 보충해야 한다.

평상시 섭취

■ 러닝 훈련 전

최소 2~3시간 전에 소화가 잘 되는 음식을 섭취해야 한다. 만약 식사할 시간이 없다면 훈련 전에 에너지젤 1개를 먹는 것이 좋다. 특히 새벽이나 아침 공복 상태에서 운동할 경우 힘이 없거나 어지러움을 느낀다면, 고민하지 말고 에너지젤 1개를 섭취하는 것이 바람직하다.

■ 20km 이상의 장거리 훈련

장거리 훈련의 핵심은 에너지 고갈을 방지하거나 지연시키는 것이다. 미리 많이 먹어두는 방식은 체내 잉여 에너지로 전환될 가능성이 있으므로, 훈련 중 필요한 만큼만 섭취하는 것이 가장 효과적이다. 에너지 보급은 체력 저하를 막고 훈련 이후의 회복 속도도 높인다. 아무것도 먹지 않고 장거리를 달리는 것은 신체에 무리를 주는 지름길이다. 장거리 훈련 중엔 섭취한 만큼 좋은 컨디셔닝을 오랫동안 지속할 수 있다.

■ **에너지젤 보급 타이밍**

5km 통과 기록: 16~26분 → 15분에서 30분마다 1개 섭취

5km 통과 기록: 27~36분 → 40분에서 50분마다 1개 섭취

※ 위 기준은 참고용이며, 훈련 중 본인의 에너지 고갈 시점을 경험해본 뒤 보급 간격을 조절한다.

■ **저강도 훈련**

가벼운 페이스의 훈련은 평소 축적된 에너지로 충분히 소화할 수 있다.

■ **중강도 훈련**

중강도 이상의 훈련은 시작 전 1개, 훈련 중 1개 정도의 에너지젤만으로도 충분한 효과를 볼 수 있다.

대회 중 섭취

■ **공통사항**

대회 중에 섭취할 뉴트리션은 평소 훈련에서 충분히 테스트해본 제품으로 선택해야 한다. 대회 당일 처음 먹어보는 제품은 위장 트러블을 유발할 수 있다.

급수대에서는 멈추지 말고 달리며 종이컵을 낚아챈 뒤, 컵 윗부

분을 눌러 좁게 만든 상태에서 소량씩 마시는 것이 좋다. 그대로 마시면 얼굴이나 러닝화에 쏟거나, 사레가 들릴 수 있다. 수분은 조금씩 나눠 마셔야 한다.

■ 풀코스

출발 전 에너지젤 1개 섭취 후, 개인차에 따라 5~7km마다 에너지젤을 1개씩 섭취한다. 중간에 카페인 함유 젤을 1~2개 추가하는 것도 좋으나, 사전에 해당 제품에 대한 트러블 여부를 테스트해봐야 한다.

■ 하프코스

출발 전 에너지젤 1개, 개인차에 따라 7~10km 구간에서 추가로 1개 섭취한다.

■ 5~10km 코스

레이스 중 에너지젤을 섭취할 여유가 없을 수 있으므로 출발 전에 1개 섭취한다. 50분 이내의 기록을 목표로 한다면 급수대는 생략해도 무방하다. 50분 이후~완주를 목표로 하는 러너는 수분 섭취를 해주고 에너지 고갈이 걱정된다면 에너지젤 1개를 추가로 섭취해도 좋다.

■ 쥐 예방

평상시 전해질과 미네랄 보충에 신경 쓰고 종아리 관리를 철저히 해야 한다. 대회 중 자주 쥐가 나는 러너는 쥐 예방 보조제를 1~2개 휴대하여 필요 시 섭취하는 것이 좋다.

■ 기타

포도당 캔디, 식염 소금, 진통제 등을 준비하여 필요에 따라 섭취한다.

03

러닝 전후 부상 방지와
빠른 회복을 위한
관리 방법

러너의 근육 관리

장거리를 잘 뛰려면 파워를 키우기보다 회복이 빨라야 한다. 장거리 러너들은 운동 전에도 근육의 긴장을 풀고 부드럽게 만들기 위해 마사지를 한다. 장거리는 힘쓰는 종목이 아니기 때문이다. 뭉친 근육을 방치하면 고착화되어 부상으로 이어질 수 있으므로, 수축의 반대 방향으로 마사지하여 관리해야 한다. 1회 러닝, 1회 근육 관리로 평생 부상 없는 러닝을 즐기자.

셀프 관리 방법

■ **마사지 도구**
- **폼롤러:** 가성비가 좋고 혼자서도 충분히 근육 마사지를 할 수 있다.
- **진동 마사지건:** 필요에 따라 강도 조절이 가능하며 휴대가 가능한 제품도 많다. 마사지건의 강도(진동수)는 운동 전에는 강하게, 운동 후에는 약하게 진행한다. 부위당 1~5분이면 충분하며 특정 부위를 10초 이상 오래 누르지 않는다.
- **마사지볼:** 국소 마사지가 가능하며 특히 발바닥 근막 이완이나 햄스트링 이완에 효과적이다.

■ **셀프 마사지**
- **러닝 전:** 워밍업을 위한 부드럽고 낮은 단계의 마사지를 실시하여 근육을 예열한다.
- **러닝 중:** 특정 부위의 통증으로 러닝이 어렵다면, 러닝을 중단하고 해당 부위를 마사지 도구로 풀어주고 다시 러닝을 해보자.
- **러닝 후:** 뜨거워진 근육의 열을 식히고, 러닝으로 뭉치고 수축된 근육을 원상복구하여 다음 훈련을 준비한다.

※ 스포츠 브랜드에서 진행하는 셀프 관리 마사지 세미나가 있으니 참여하여 관리 방법을 배우자.

전문가의 도움을 받는 방법

■ **병원, 한의원**

통증이 발생했을 때 달리기 전문 의사가 있는 병원이나 한의원을 찾아 적극적으로 진료를 받아야 한다. 무조건 쉬라고 하지 않고 다양한 솔루션을 제시해줄 수 있는 병원을 선택해야 한다.

■ **스포츠 마사지숍**

매일 자기 전이나 러닝하기 전에 셀프 마사지하는 것을 습관화하는 것이 가장 좋으나 혼자 풀기 어려운 근육은 정기적으로 스포츠 전문 마사지숍에서 관리받는 것도 좋다. 스스로 풀어내지 못하는 근육을 전문가에게 맡기는 투자는 장기적으로 전혀 아깝지 않다.

PART 6

러닝 멘탈 관리 & 동기부여

Running Bible

01

대한민국 러너들의
러닝 슬럼프 요인

러닝은 단순한 운동을 넘어 일상의 활력소이자 자기 관리의 도구가 되었다. 하지만 어느 순간 몸은 무겁고 발걸음은 더뎌지며, 운동에 대한 흥미조차 잃어버리는 시기가 찾아온다. 이는 러너라면 누구나 한 번쯤 겪게 되는 '러닝 슬럼프'다.

    슬럼프는 단지 의지가 약해서 생기는 문제가 아니다. 오히려 신체적 피로, 심리적 부담, 환경적 제약이 복합적으로 작용한 결과다. 특히 대한민국의 러너들은 다양한 외부 요인으로 인해 슬럼프에 빠질 가능성이 높다. 그렇다면 러닝 슬럼프는 어떤 원인에서 비롯되며, 어떻게 극복할 수 있을까?

    러닝 슬럼프는 신체적, 심리적, 환경적 3가지 요인으로 발생한다. 러닝 슬럼프가 생기는 요인에 대해서 알아보자.

신체적 요인

■ 회복 없는 반복 오버트레이닝 증후군

자신의 체력 수준보다 지나치게 강도 높은 훈련을 반복하면, 회복은커녕 오히려 기록은 떨어지고 러닝 자체가 고통스럽게 느껴질 수 있다. 이는 '오버트레이닝 증후군 Overtraining Syndrome'이라 불리며, 신체적 피로와 면역력 저하, 부상 가능성까지 불러온다.

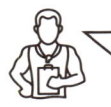
"하프마라톤 목표를 위해 매일 훈련했는데, 점점 페이스가 느려지고 무릎도 아파졌어요. 쉬지 않으면 기록이 줄어들까 봐 불안했지만, 결국 2주 정도 쉬고 나니 오히려 컨디션이 좋아졌습니다. 쉼도 훈련이더라고요."

■ 부상과 체력 저하

부상이 발생하면 활동량이 줄어들기 때문에 자연스럽게 슬럼프가 찾아온다. 특히 국내 러너들은 아스팔트 위를 달리는 환경 특성상 무릎, 발목, 햄스트링 등 주요 관절에 대한 부담이 크다. 여기에 과중한 업무, 잦은 회식 등으로 기초 체력이 저하되면 슬럼프는 더 쉽게 찾아온다.

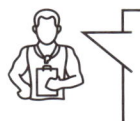

"출퇴근 러닝을 시작했는데, 장시간 앉아 있다가 갑자기 뛰다 보니 햄스트링 부상을 입었어요. 결국 몇 주 쉬면서 러닝 습관이 깨졌고, 다시 시작하기까지 시간이 꽤 걸렸습니다."

심리적 요인

■ **기록 정체 후 목표 상실**

한국의 러너들은 대체로 목표지향적이다. 하지만 일정 수준을 넘어서면 기록 향상은 점점 어려워지고, 이에 따라 무력감과 좌절감이 뒤따른다. 처음 10km 기록을 단축하던 시절과 달리, 'sub4', 'sub3'처럼 고난도의 기록을 목표로 삼을 때 슬럼프는 더 깊어진다.

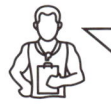

"10km를 50분까지는 금방 줄였는데, 45분의 벽을 넘지 못하고 있어요. 점점 훈련이 재미없어지고, 더 이상 발전하지 못하는 느낌이 듭니다."

■ **동기부여의 소멸**

나를 달리게 만드는 러닝 동기부여는 사람마다 다 다르다. 러닝이 의무처럼 느껴질 때, 러닝이 즐거운 취미에서 '해야만 하는 일'이 될 때 흥미를 잃거나, 목표를 달성한 후 새로운 목표가 없어도 러닝 동기부여를 잃게 된다. 또한, 러닝 크루 활동의 재미 때문에 달리던 사람은 러닝 크루 활동이 뜸해지면 흥미를 잃을 수 있다.

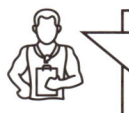
"나이키 런 클럽에서 사람들과 함께 달릴 때는 정말 재밌었어요. 그런데 크루 활동이 줄어들고 혼자 뛰려니 점점 동기부여가 안 됩니다."

환경적 요인

■ **계절과 날씨의 한계**

사계절이 뚜렷한 대한민국은 여름에는 더위와 장마, 겨울에는 한파와 미세먼지 등으로 야외 러닝을 하기가 어려운 환경이다. 그날의 날씨에 따라 야외 러닝 활동이 줄어들면 동기부여와 러닝 루틴이 깨질 가능성이 높다.

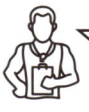
"겨울이 되니 미세먼지와 추위 때문에 밖에서 달리기가 어렵네요. 러닝 머신은 재미없고, 다시 시작할 엄두가 나질 않아요."

■ **시간 부족**

대한민국의 직장인 러너들에게 시간은 가장 큰 장애물이다. 갑자기 생겨난 야근과 회식, 업무 스트레스로 인해서 러닝 시간을 확보하기가 쉽지 않다.

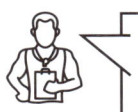
"퇴근 후 5km씩 꾸준히 뛰다가, 바쁜 프로젝트가 시작되면서 한 달 정도를 쉬게 됐어요. 다시 시작하려니 너무 힘들더라고요."

"슬럼프를 겪어야 진짜 러너가 된다."

러닝 슬럼프는 누구나 겪는다. 대한민국 러너들은 기록 정체, 계절에 따른 극한 날씨, 러닝 크루 활동 감소 등의 이유로 슬럼프를 경험할 가능성이 크다. 하지만 러닝 슬럼프는 극복할 수 있다. 몸의 피로, 마음의 흔들림, 환경의 제약은 잠시 러닝을 멈추게 할 수는 있지만, 완전히 멈추게 하지는 않는다. 중요한 건 그 슬럼프를 이해하고, 받아들이고, 다시 일어서는 일이다.

02

대한민국 러너들의
러닝 슬럼프 극복법

슬럼프를 이겨낸 러너들은 공통적으로 말한다.

"조금 다른 방식으로 달려보니, 다시 즐거워졌다."

러닝 슬럼프는 단순히 의지로 버틸 일이 아니다. 오히려 몸과 마음, 환경을 조율하며 슬럼프를 기회로 바꾸는 것이 중요하다. 기록을 포기하는 것이 아니라, 다시 기록을 향해 달릴 수 있는 발판을 만드는 것이다. 이번 내용에서는 대한민국 러너들이 실천해온 슬럼프 극복 전략을 훈련 조정, 마인드셋, 새로운 자극의 세 가지 축으로 나눠 살펴본다.

훈련 조정

■ **러닝 방식 바꾸기**

슬럼프에 빠진 러너에게 가장 효과적인 변화는 러닝의 '속도'와 '양'을 조절하는 것이다. 페이스 다운, 새로운 훈련법 적용 등 강도와 거리를 조정한다. 기록에 대한 압박이나 부상 위험이 있다면 훈련의 강도를 낮추고, 러닝을 다시 즐거운 활동으로 회복시켜야 한다.

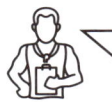

"10km를 45분의 벽을 못 깨서 스트레스였어요. 그래서 그냥 페이스를 낮추고 '기분 좋게 뛰어보자'는 마음으로 달려봤더니, 처음 러닝을 시작했던 이유가 떠오르더라고요. 몇 주 뒤 다시 기록에 도전했는데, 오히려 컨디션이 좋아져서 기록도 줄었어요."

■ **러닝 외 다른 운동과 병행하기**

수영, 근력 운동, 요가 등은 러닝과 상호 보완적인 운동이다. 다양한 근육을 사용해 지루함을 덜고, 관절 부담도 줄여준다. 슬럼프 기간을 활용해 몸의 균형을 회복하는 시간이 될 수 있다.

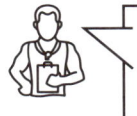

"무릎을 다쳐서 한동안 러닝을 못 했어요. 대신 수영을 시작했는데, 덕분에 체력이 유지됐고 무릎 통증도 훨씬 줄었어요. 3개월 뒤 다시 러닝을 시작했을 때는 예전보다 몸이 훨씬 가볍게 느껴졌습니다."

마인드셋

■ 목표 재설정

기록에 대한 집착이 스트레스로 변했다면, 목표의 방향을 바꾸는 것이 필요하다. 러닝 챌린지에 참여하거나, 마라톤 외에 트레일 러닝, 러브-트립 등 색다른 도전을 통해 러닝의 재미를 되살릴 수 있다.

"기록에 너무 집착하다 보니까 점점 러닝이 스트레스로 느껴졌어요. 그래서 '서울 한강 야경 코스 완주'처럼 기록보다 재미 위주의 목표를 세워서 사진도 찍고 여유 있게 달려봤어요. 그러고 나니 러닝이 다시 즐거워졌습니다."

■ 작은 성공 경험 만들기

슬럼프에 빠지면 러닝이 부담스럽게 느껴진다. 이때 가벼운 목표를 세우고 쉽게 달성하는 경험을 만들어준다. 머릿속에 있는 기록에 재도전하는 것이 아니라, 그냥 러닝하는 습관을 회복하는 것이다.

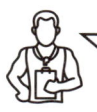

"러닝을 한동안 쉬었더니 다시 뛰기가 쉽지 않더라고요. 그래서 '딱 5분만 뛰어보자'고 마음먹고 나가봤는데, 막상 뛰기 시작하니까 어느새 20~30분까지 달리게 되더라고요. 그렇게 자연스럽게 다시 루틴을 만들 수 있었어요."

새로운 자극

■ 러닝 크루 & SNS 활용

새로운 변화를 주기 위해 함께하는 러닝으로 동기부여를 받을 수 있다. 러닝은 혼자 할 때보다 함께할 때가 지속하기가 쉽기 때문이다. 특히 대한민국은 러닝 크루 문화가 잘 발달되어 있어 크루 활동을 활용하는 것이 좋다. 또한 SNS를 활용하여 러닝 인증을 하면 꾸준히 뛰는 데 도움이 된다.

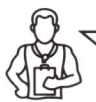

"혼자 달릴 땐 자주 슬럼프가 왔어요. 그런데 러닝 크루에 들어가고 나서부터는 정해진 시간에 같이 뛰게 되니까 훨씬 꾸준히 할 수 있었고, 동기부여도 많이 됐습니다."

■ 새로운 러닝 코스 이용하기

환경적으로 변화를 주는 것도 좋다. 똑같은 코스만 달리면 지루함이 쌓여 슬럼프가 올 가능성이 높다. 서울의 관광지를 중심으로 뛰어보거나 한강다리별, 지역 공원을 찾아 러닝 코스를 개척하는 것도 러닝의 새로운 재미를 찾는 방법이다.

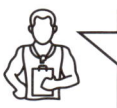

"매번 같은 동네만 돌다 보니 흥미가 떨어졌어요. 그래서 주말엔 다른 지역 공원을 찾아 러닝을 해봤죠. 처음 보는 풍경에 러닝이 다시 새롭게 느껴졌어요."

"러닝 슬럼프는 멈춤이 아닌 방향 전환이다."

　러닝 슬럼프는 결코 끝이 아니다. 속도를 줄이고, 방향을 바꾸고, 새로운 길을 찾으면 러닝의 즐거움은 다시 나에게 찾아온다는 것을 기억하자.

03 기록 향상을 위한 심리적 전략

"러너의 멘탈이 기록을 만든다"는 말처럼 러닝은 육체의 싸움이자 정신의 싸움이다. 기록 향상에 성공한 러너들은 입을 모아 말한다. "러닝은 결국 머리로 달리는 운동이다."

이번 내용에서는 기록 단축을 위한 실질적인 심리 전략들을 소개한다. 체력보다 먼저 마음을 다잡는 법, 러닝의 후반전을 버텨내는 심리 기술을 배워보자.

목표 설정

러닝 목표는 구체적이고 실행 가능한 형태로 세워야 한다. 막연한 소망은 동기를 약화시키고, 슬럼프를 부른다. 반대로 행동이 명확한 목표는 루틴을 만들고, 기록을 앞당긴다.

잘못된 목표 예시

"10km 기록을 줄이고 싶다." ⇒ 추상적이며 측정 불가능

좋은 목표 예시

"현재 10km 50분 러너다. 10km를 48분에 완주하기 위해 주 5회 러닝을 유지하고, 매주 1회 인터벌 훈련과 1회 70분 조깅을 실시한다. 3개월 안에 48분 달성을 목표로 한다." ⇒ 구체적이고 실행 가능

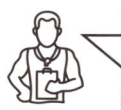

"sub4 목표를 세우고 막연히 연습했을 땐 기록이 정체됐습니다. 그래서 월간 200km 러닝, 주 1회 인터벌, 주 1회 장거리 훈련으로 루틴을 바꾸었고, 6개월 후 3시간 58분을 달성할 수 있었습니다."

멘탈 트레이닝

러닝은 후반이 진짜다. 후반부 체력이 바닥났을 때, 멘탈이 기록을 좌우한다. 이때를 대비한 훈련이 반드시 필요하다.

■ 구간 나누기 전략

풀코스 마라톤의 경우 35km 이후, 10km 마라톤에서는 7km 이후가 흔히 멘탈 붕괴 구간이다. 미리 레이스를 구간별로 나누고, 각

구간마다 역할을 부여하면 집중이 지속된다.

> **전략: 구간 나누기 기법**
> 10km: 3km(워밍업) ⇒ 3km(기록 유지) ⇒ 3km(페이스 업) ⇒ 1km(스퍼트)

"마라톤 후반 35km 이후 페이스가 흔들렸습니다. 그때 '이제부터는 1km 단위로 집중하자'고 생각하며 뛰었더니, 끝까지 리듬을 유지할 수 있었습니다."

■ 러닝 중 부정적 생각 전환법

러닝 중 흔히 찾아오는 부정적인 생각은 멘탈을 무너뜨린다. 이를 긍정적인 자기 암시로 바꾸는 훈련이 필요하다.

부정적 생각	긍정적 전환
"이제 다리 힘이 빠진다."	"이제부터 내 정신력이 빛을 발할 순간이다."
"너무 힘들다. 포기하고 싶다."	"이 순간이 내 기록을 좌우한다. 나는 할 수 있다."

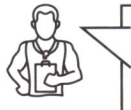
"35km 이후 다리에 힘이 빠졌지만, '나는 이 순간을 위해 훈련해왔다! 나는 할 수 있다!'라고 스스로 되뇌니, 진짜 그렇게 믿어졌습니다."

마인드 컨트롤

■ **심리적 페이스 메이커 활용**

대회에서는 나보다 약간 빠른 러너를 정해 그를 따라가는 것이 큰 도움이 된다. 이 전략은 체력 부담을 줄이면서도 레이스 흐름을 유지할 수 있게 해준다.

> **전략: 나보다 조금 빠른 러너 따라가기**
> - 평소 10km를 50분에 뛴 러너라면, 대회에서는 48~49분 페이스의 러너를 따라가보자.
> - 마라톤 대회의 '페이스 풍선' 러너를 따라가는 것도 좋은 방법이다.

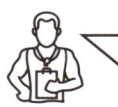

"예전엔 후반에 늘 페이스가 무너졌습니다. 그런데 대회에서 저보다 빠른 48분 페이스 러너를 정하고 따라가니, 속도 조절이 수월해졌고 기록도 좋아졌습니다."

■ **시각화 훈련**

운동선수들이 즐겨 사용하는 시각화는 러너에게도 유효하다. 내가 목표 기록을 달성하는 모습을 머릿속으로 상상하는 것만으로도 실제 경기 중 큰 도움이 된다.

실전 적용 방법
- 대회 전날, 출발선부터 결승선까지의 모습을 구체적으로 상상한다.
- 힘든 구간과 그걸 극복하는 장면까지 떠올린다.
- 평소 훈련 중에도 마치 대회처럼 상상하며 달려본다.

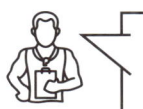

"마라톤 전날, 3시간 50분으로 결승선을 통과하는 내 모습을 머릿속으로 반복했습니다. 실제 경기 중 힘든 순간이 왔을 때 '이건 이미 예상했던 장면이다'라고 생각하며 끝까지 달릴 수 있었어요."

"기록은 기술보다 태도에서 나온다."

러닝 기록을 향상시키는 데 있어, 체력 훈련만큼 중요한 것이 바로 심리 전략이다. 목표를 세우는 방식, 부정적 생각을 전환하는 법, 위기를 버텨내는 멘탈 훈련, 그리고 미리 성공을 상상하는 상상력, 러닝의 한계를 넘는 힘은 바로 그 안에 있다.

실전 기술

러닝 기록을 단축하는 데 있어 단순한 체력 훈련만으로는 한계가 있다. 실전에서 기록을 만들어내는 건 바로 '전략'이다. 특히 중장거리 러닝에서는 시작과 끝을 어떻게 설계하느냐가 기록을 좌우한다. 이

번 내용에서는 실제 러너들이 사용하는 효과적인 페이스 전략과 마인드 유지 기법을 소개한다.

■ 네거티브 스플릿

많은 러너들이 초반에 속도를 과하게 끌어올린 후, 후반에 체력 고갈로 무너진다. 이를 방지하기 위한 전략이 바로 '네거티브 스플릿(후반 가속 전략)'이다. 초반에 의도적으로 페이스를 낮추고, 후반에 점진적으로 속도를 높이는 방식이다.

> **전략:**
> - 첫 5km는 평소보다 5~10초 느리게 시작
> - 이후 구간별로 페이스를 천천히 끌어올림
> - 마지막 2~3km에서 스퍼트

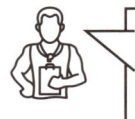

> "예전에는 초반부터 전력으로 달리다가 후반에 무너졌어요. 이번에는 첫 5km를 평소보다 10초 느리게 뛰었더니 후반에 스퍼트가 가능했고, 결국 기록도 단축됐습니다."

■ 구간별 목표 설정

마라톤 같은 장거리 레이스에서 전체 코스를 하나로 생각하면 부담이 크다. 이럴 때는 코스를 구간별로 나누고, 각 구간마다 작은 목표를 설정하는 것이 좋다. 마치 큰 과제를 여러 개의 작은 할 일로 나누듯이, 구간마다 집중할 수 있는 포인트를 만든다.

전략:
- 0~10km: 워밍업, 몸 상태 체크
- 10~20km: 페이스 고정, 리듬 만들기
- 20~30km: 집중력 유지, 호흡 관리
- 30km 이후: 1km 단위로 버티기

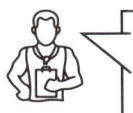

"예전에는 마라톤 후반이 늘 두려웠어요. 그런데 10km 단위로 목표를 정하고 달리니까, 멘탈이 흔들리지 않고 각 구간에 집중할 수 있었어요. 긴 레이스를 짧게 느끼게 만든 전략이었죠."

■ **키워드 러닝**

러닝 후반, 특히 체력적으로 한계가 오는 순간에는 멘탈이 페이스를 결정한다. 이럴 때 사용할 수 있는 전략이 '키워드 러닝'이다. 특정 키워드를 반복하며 스스로에게 동기를 부여하고, 긍정적인 심리를 유지하는 것이다. 이 키워드는 자신에게 힘이 되는 말이면 무엇이든 상관없다.

키워드 예시

"나는 할 수 있다."
"지금이 진짜 시작이다."
"걷지 않는다. 포기하지 않는다."
"이 순간이 나를 만든다."

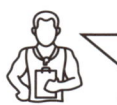

"35km 이후 너무 힘들어서 멈추고 싶었어요. 그런데 '나는 준비된 러너다. 나는 할 수 있다'는 말을 반복하며 달렸더니, 이상하게 힘이 났고, 끝까지 버텨낼 수 있었습니다."

"러닝은 전략이다."

기록 단축은 체력의 싸움이 아니다. 체력에 멘탈과 전략이 더해졌을 때 비로소 완성된다. 누군가에겐 네거티브 스플릿이 효과적일 수 있고, 다른 누군가에겐 키워드 러닝이 더 맞을 수도 있다. 내게 맞는 실전 전략을 찾고 그것을 익혀 나가는 것, 그것이 바로 러닝의 또 다른 재미다.

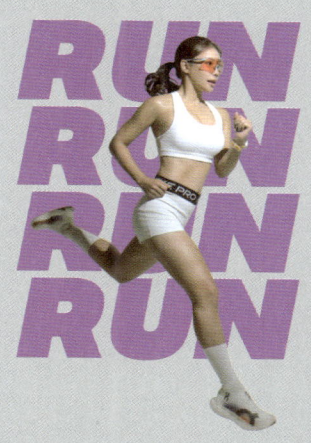

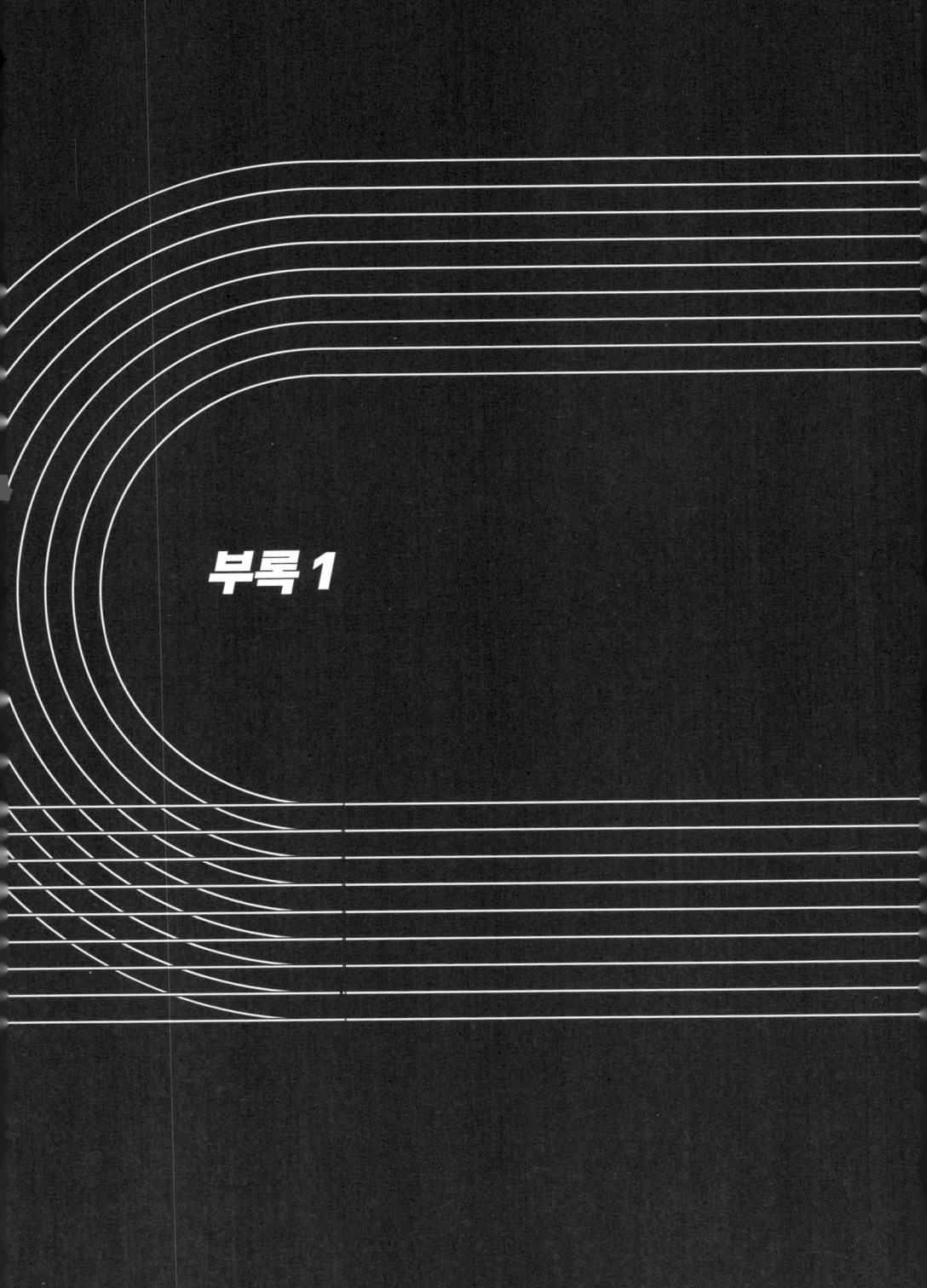

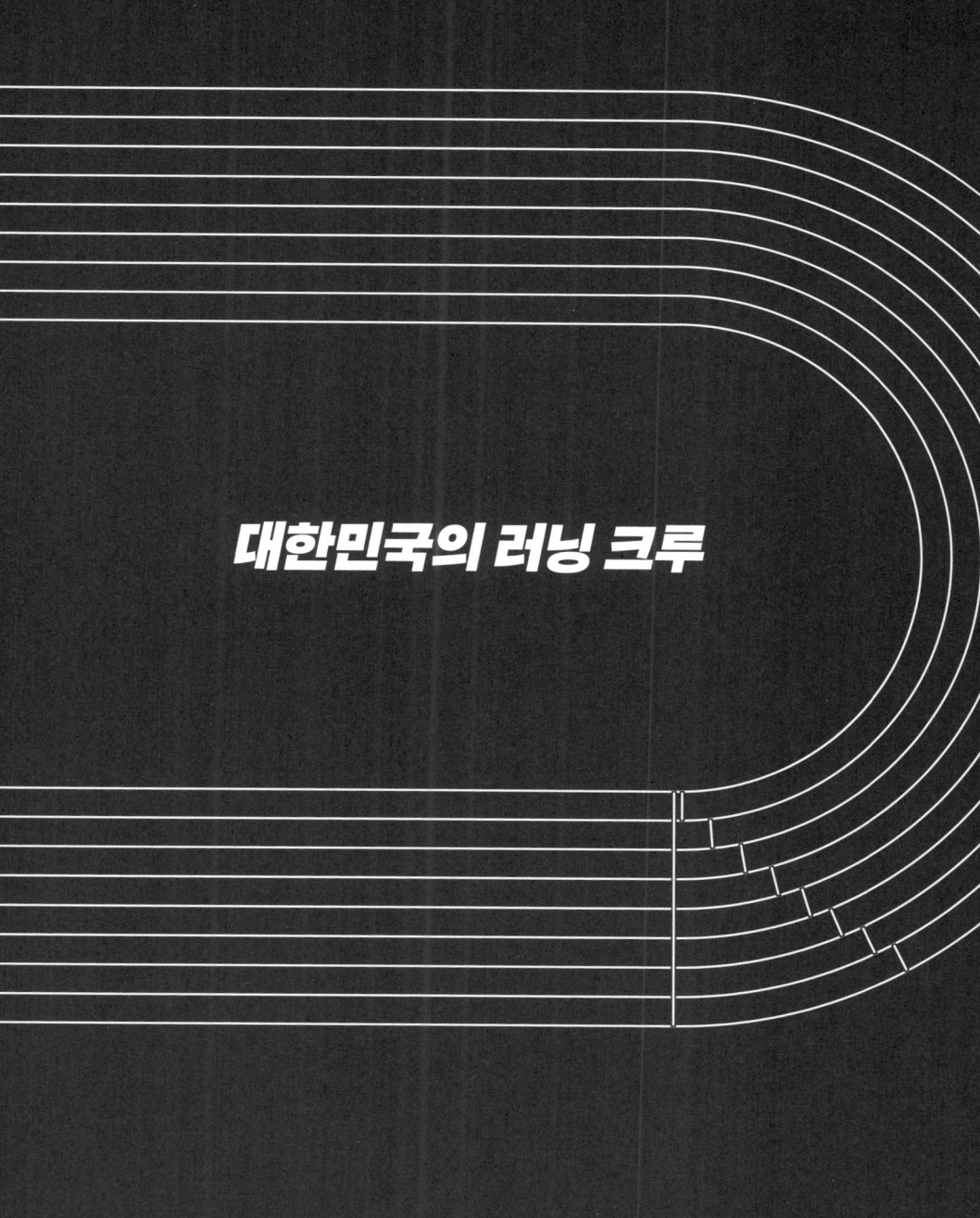

Running Bible

대한민국 성격별 러닝 크루 소개

러닝 문화를 개척한 '1세대 러닝 크루들'

2010년대 초반, 러닝이 '스포츠'에서 '라이프스타일'로 전환되던 시기에 등장한 크루들이 있다. 2013년 PRRC를 시작으로, 2014년 와우산30·JSRC, 2015년 88서울, 2016년 UCON, 2017년 SRC(소셜 러닝 크루)가 대표적이다. 이들은 단순한 달리기를 넘어, 도시 속에서 함께 뛰는 문화를 만들었다. 서울 러닝 씬의 '1세대 러닝 크루'라 불리며, 지금도 수많은 후속 크루들에게 영감을 주고 있다.

크루명	크루 일정 및 특징	참여/가입 조건	인스타그램 계정
PRRC (Private Road Running Club)	2013년 서울 방배 시작, 크루 철학이 담긴 굿즈 제작(유니폼 BDU), 매주 수요일 19:36 정기런	인스타 팔로우 후 개별 공지 확인, 누구나 참여 가능	@prrc1936
와우산30 (Wausan30)	2014년 홍대 시작, 모이는 장소 인스타 게시물 확인, 20:00 시작, 6분/km 페이스 내외 러닝	매주 월요일 인스타 게시물 댓글 신청(선착순) → 10회 게스트 참여 이후 정식 멤버	@wausan30
JSRC (Jamsil Running Club)	2014년 서울 잠실 중심 러닝, 도시 릴레이·장거리 이벤트 정기 개최, 매주 금요일 정기런	2014년 출범, 인스타 DM/게시물로 참가 신청	@jsrc_official
Eighty Eight Seoul (88서울, EES)	2015년 창립, 매주 목요일 20:00, 서울 다양한 야간 코스(Sunset/Runset)	카카오톡에서 검색 후 참여신청, 게스트런→ 지속 참여 시 정식 멤버 전환	@eightyeightseoul

크루명	크루 일정 및 특징	참여/가입 조건	인스타그램 계정
UCON	2014년 활동 시작, 서울 전역 오픈 런 및 기부 러닝 세션 정기 운영, 1km당 400원 기부	게시물 확인 후 인스타 프로필 링크 통한 구글 폼 신청 또는 DM 문의	@uconhq
SRC (Social Running Crew) — nrr(norules running)	2014년 SRC가 출범했으나 2015년 nrr로 이름 변경, 매주 화요일 러닝 정기런, 규칙없이 런	인스타그램 게시물 확인 후 신청 또는 인스타 DM 문의	@src_seoul — @norulesrunning

MZ 세대를 사로잡은 '핫한 러닝 크루'

운동 그 이상을 찾는 MZ 세대 러너들에게 달리는 건 단순한 취미를 넘어 문화가 되었다. 언노운크루, 5kmman, 가요시는 소셜 미디어 기반의 활동성과 트렌디한 디자인 감각, 이벤트 중심 운영 방식을 결합해 핫한 러닝 크루의 새로운 기준을 만들고 있다. 이들은 가볍고 자유로운 러닝을 지향하면서도, 일상을 함께 기록하고 공유하는 문화를 형성한다.

크루명	크루 일정 및 특징	참여/가입 조건	인스타그램 계정
언노운크루 (Unknown Crew)	가수 션을 기반으로 형성된 러닝 크루(이시영, 박보검, 이영표 등), 주로 새벽 한강 러닝	열심히 뛰는 조건	활동 해시태그: #UNKNOWNCREW #언노운크루
5kmman	모델 홍태준이 친구와 만든 크루. '5km만 뛰고 커피 한 잔', '러닝코어♥' 패션스타일로 화제	플리마켓, 릴레이런 등 인스타 게시물 수시 확인, 팔로우 후 DM 문의	@5kmman

가요시 서울	3년차 신생 크루, 매주 일요일 18:00 정규 러닝 세션, 세션 후 티타임 특징으로 유대감 up!	게스트 신청시 참여 가능, 정기런 참여자를 대상으로 정규멤버 가입승인	@gayosiseoul

- **러닝코어:** 기능성 의류 위주였던 러닝복에 패션 요소와 퍼포먼스 감성이 더해지며 생긴 표현이다. 조끼, 스카프, 러닝캡, 슬리브, 레이어드 기능 티셔츠, 짧은 팬츠, 색감 있는 양말, GPS워치, 그리고 소형 가방까지… 러닝코어는 자신만의 '달리기 정체성'을 드러내는 방법이자, MZ세대 크루 문화에서 하나의 언어처럼 통한다.

러닝과 기부를 연결한 '기부러닝 크루'

러닝이 단순한 운동을 넘어 '사회적 실천'의 장으로 확장되기 시작한 시기에 기부를 결합한 러닝 크루들이 등장했다. 유콘, 1일1러닝기부런, RMDC, 썬데이서울, 터틀즈러닝크루 등은 달리기를 통해 누군가를 돕고, 일상 속 실천을 가능하게 만들었다. 이들은 '기부러닝'이라는 새로운 흐름을 개척하며, 러닝이 개인의 건강을 넘어 공동체를 향한 발걸음이 될 수 있음을 보여주고 있다.

크루명	기부 방식 및 일정	참여/가입 조건	인스타그램 계정
UCON	기부 러닝 세션 정기 운영, 1km당 400원 기부	인스타 게시물 공지 확인 후 프로필 링크 통한 구글폼 신청 또는 DM 문의	@uconhq
1일1러닝기부런	매달 달린 거리만큼 매월 기부, 월 1회 오프라인 모임 및 크루 챌린지 운영	팔로우 후 DM 문의 → 매일 단톡방 인증	@1day.1running
RMDC (Run Mileage Donation Club)	정기 러닝 이벤트에서 달린 거리만큼 후원금 기부, NGO '따뜻한 하루' 등과 연계한 기부 활동, 1km당 100원 기부	인스타그램 팔로우 후 이벤트 공지 확인 및 댓글/DM으로 참여 신청	@run_mileage_donation_club

썬데이서울 기부 프로젝트	'달린만큼 내가 정하는 금액' 기부, 월별 후원 기관 지정	팔로우 후 공지 확인 → 댓글/DM 참여	@ssdayseoul_running
터틀즈러닝크루	수준별 저강도 러닝 후 정기 기부 및 봉사 활동 진행, 수 or 일 정기런 진행	팔로우 후 DM 또는 인증 게시글	@turtles_running

세대를 통합시킨 '띠별 크루들'

1980년대생부터 2000년대생까지 여러 세대가 저마다의 색깔로 모여 러닝 크루를 만들었다. 세대별 이름으로 자신들만의 커뮤니티를 형성하며 달리기를 공유했다. 동일 기수를 기반으로 한 소속감을 중요한 가치로 삼아 모인 이들은 '세대 기반' 또는 '띠별 크루'라 불린다. 같은 세대 특유의 감성과 언어를 공유하며, 달리기를 통해 유대와 공감을 쌓아간다.

크루명	크루 일정 및 특징	참여/가입 조건	인스타그램 계정
1986runners	매월 2째주 월요일 20:00 정기런	1986년생 중심, DM 문의	@1986runners
TTHC톡톡	금요일에 금묘런	1987년생 중심, DM 문의 및 오픈 채팅방 문의	@toktokhareclub
뛰용뛰용	매주 화요일 20:00 러닝	1988년생 중심, 댓글 혹은 DM 문의	@88dragonrunners
나인티즈	매월 2회 정규런, 반기 정회원제 운영	1990년생 중심, DM 문의	@1990_runners
뛰꼬양	월 1회 이상 정기런	1991년생 중심, DM 문의	@1991runners
R93	매주 월요일 20:00 "같이 달리기" 슬로건	1993년생 중심, 오픈 채팅방에 문의	@93runners

크루명	크루 일정 및 특징	참여/가입 조건	인스타그램 계정
1995runners	매달 2, 4주차 토요일, 3주차 수요일 정기런	1995년생, 빠른 96년생 중심, 댓글 및 DM 문의	@˜995runners
소란스런	매주 금요일 정기런	1997년생 중심, DM 문의	@97oxrunners
이콩콩일	매주 금요일 20:00 01분 정기런	2001년생 중심, Strava 사이트 통해서 클럽 가입	@2001runners
붉은락마	격주 화·일 20:00 정기런	2002년생 중심, DM 문의	@2002runners

생활 속 러닝을 채워가는 '지역 기반 러닝 크루'

서울에서 제주까지, 지역 주민과 러너들이 손발을 맞추며 달리는 러닝 문화가 곳곳에 뿌리내렸다. 다음 크루들은 지역 주민·소셜 러너들이 모여 만든 크루들이다. 이들은 각 지역의 강, 공원, 거리 등 '러닝 터전'을 중심으로, 주간 저녁 러닝과 이벤트를 정기적으로 운영하며 생활 속 러닝을 자연스럽게 일상화하는 리빙 랩으로 기능하고 있다. 각 지역의 풍경·커뮤니티·생활을 러닝으로 묶어내며, 러닝을 '도시 경험'으로 확장해나가고 있다.

크루명	크루 일정 및 특징	참여/가입 조건	인스타그램 계정
7979 서울러닝크루	매주 목요일 19:00 진행. 청계광장, 여의도, 반포 3곳 운영	동마클럽 사이트 가입 후 동마클럽 내 원하는 장소, 일정 선택해서 신청 또는 당일 현장 신청	@7979_src
런티풀 (송파·잠실)	매주 수요일 20:30, 올림픽공원 중심 '아름다운 러너' 모임	DM 신청, 가입비 10,000원, 월 2회 참석 필수	@runtiful_running_crew

크루	일정	참여 방법	인스타그램
YRC (여의도)	매주 화, 목 20:00 정기런	팔로우 후 게스트방 입장(참여코드는 DM)	@yeouido_running_crew
CRY (용산)	용산 일대, 게스트 환영 정기 런 운영	용산 일대, 게스트 환영 정기 런 운영	@cry_runcrew
SSRC (성수)	매주 화요일 20:00 성수	프로필 링크 참가신청 활용	@seongsu_rc
옥수수런 (옥수)	매주 수요일 20:00, 옥수나들목 출발 정기런	DM으로 참여 문의	@oksusu_run
N1RC (노원)	매주 목요일 정기런	인스타 링크 통해 신청	@n1rc_180607
BLRC (분당)	매주 월요일 20:30, 장소: 정자역 신기교 아래 탄천(신기초 방면)	프로필 오픈 채팅방 입장	@blrc_running_crew
하이런 (판교)	매주 목요일 20:30 정기런 진행	DM으로 참가 문의, 프로필 오픈 채팅방 입장	@hirc_running
웨일 러닝크루 (수원)	매주 월, 목 저녁 정기런	DM·오픈 채팅으로 참여 문의	@whale.__.run
URC (인천)	매주 수 20:00 정기런	프로필 상단 링크 통해 가입	@urunningcrew
042DRC (대전)	목 20:00·일 19:00, 카카오채널 공지 기반 정기런	팔로우 후 카톡/DM 문의, '소모임' 앱 통해 신규 가입	@042drc
DRC (대구)	매주 화 20:30 정기런	카페 댓글로 참석 표시	@drc_daegu-runners
DRRC (부산)	매주 월 20:30 정기런	팔로우 후 게스트 문의	@dayzrunner_official
제주알씨 (제주)	매주 목 19:30 ·정기런	댓글로 '참석' 적거나 DM 및 @e95_ 에 문의	@jeju_runningcrew

캠퍼스에서 시작된 '대학 러닝 크루들'

대학교 안에서 러닝은 학문을 넘어 공동체와 성장의 시간이 되었다. 카우온(중앙대)을 시작으로, 러너스하이(외대), 청파러너스(숙대), 달리샤(서울대), 러쉬(신촌대학연합), 디파트(동국대), 런이화(이대), RIKU(건대) 등은 학내에서 러닝 문화가 확산되던 2010년대 중후반에 출범했다. 이들은 정규 세션, 캠퍼스 투어, 타 대학 연합 러닝 등 활동을 통해 '러닝 = 개인운동'이 아닌 공동체 경험으로 구성원들을 연결하며, 대학 캠퍼스 러닝 씬의 새로운 표준이 되었다.

크루명	크루 일정 및 특징	참여/가입 조건	인스타그램 계정
달리샤 (SNU 서울대)	서울대학교 러닝 크루, 서울대 캠퍼스 + 외부 코스, 대학러닝리그 상위 팀 매주 수, 금 20:30	프로필 링크에 회원가입 신청서 작성 후 가입	@snu_dalisha
Rush running crew (신촌대학연합)	신촌의 캠퍼스 라이프를 공유하는 크루, 캠퍼스 투어런 주도	러쉬 카카오톡 채널(RUSH)의 "RU:SH 게스트 신청" 메뉴 클릭	@rush_run-ningcrew
Runner's High (외대)	한국외국어대학교 러닝 크루, 매주 화/토 정기런, 타대 연합런	신입 리크루팅 절차 있음	@hufs_run-nershigh
런이화 (이화여대)	이화여자대학교 러닝 크루, 타대 연합런, 매주 수요일 정기런	프로필 상단 구글폼 작성	@run_ewha
청파러너스 (숙명여대)	숙명여대 러닝 크루, 정기런, 연합런 진행	프로필 구글폼으로 참가 신청	@chungpa_runners
RIKU 라이쿠 (건대)	건국대학교 중앙 동아리 러닝 크루, 정기런, 연합런 진행	프로필 구글폼으로 참가 신청	@runningin_konkukuniv
디파트 동국 (동국대)	동국대학교 러닝 크루, 정기런, 연합런 진행	프로필 구글폼으로 참가 신청	@dpart_dongguk

Q&A

러닝 크루는 단순히 '함께 뛰는 것'을 넘어 같이 성장하는 경험을 만들어준다. 본인의 라이프 스타일에 맞는 러닝 크루를 찾아보자. 단, 크루의 활동 내용과 가입 조건은 상시 변경될 수 있으므로 관심 있는 크루의 공식 인스타그램 계정을 통해 최신 정보를 확인할 것!

Q 어떻게 참여할 수 있을까?

A 러닝 크루는 대부분 인스타그램 게시물이나 DM, 크루 오픈카카오톡방, 앱/사이트를 통해 활동 일정을 공유한다. 처음 참가할 땐 너무 무리하지 않고 '게스트런'이나 '오픈런'에 가볍게 참여해보는 것이 좋다. 고정 장소와 시간을 정해놓고 운영하기도 하지만 때때로 참가비, 장소, 시간 등을 실시간 인스타그램 게시물에 올리기도 한다. 관심 있는 크루를 정해놓고 수시로 업데이트 소식을 확인하는 게 좋다.

Q "페이스 몇으로 뛰실 거예요?"

A 러닝 크루에서는 보통 "몇으로 뛰실 거예요?", "여기는 6:00 페이스 그룹입니다", "오늘은 6페이스로 갈게요"와 같이 말한다. 러닝 크루는 함께 달리기 때문에 속도 일치가 중요하여 러닝 시작 전 물어보는 기본 예절이다. 러닝 크루 세션에 참가하기 전에 본인의 페이스를 알면 참여하기가 수월하며, 모를 경우 가장 늦게 달리는 페이스 그룹에 합류하여 뛰는 것을 추천한다.

- **페이스 7~8:** 걷다 뛰는 정도, 입문자 수준
- **페이스 6:** 대화 가능한 속도, 일반적인 그룹러닝 페이스
- **페이스 5:** 숨이 차기 시작하는 고중강도
- **페이스 4 이하:** 상급자·레이스 준비자 중심의 고강도

Q 짐 보관은 어떻게 하나요?

A 크루 모임에서는 짐 보관 장소가 정해진 경우가 많다. 일부 크루는 협약된 카페나 러닝숍을 거점으로 삼기도 하며, 짐 보관이 어려운 경우 미리 사전 공지한다. 그럴 경우 지하철역에 짐을 맡기거나, 때론 트레일 러닝 베스트를 입고 소지품을 간단히 하는 것이 좋다. 짐을 보관할 시간을 충분히 고려하여 집결 시간에 늦지 않도록 하자!

- 러닝스테이션(전용 공간), 카페, 공원 물품함, 차량 안, 매트 아래 등
- 보통 귀중품은 휴대, 의류나 가방은 정리된 구역에 모아두는 방식

Q 러닝 크루 수신호가 뭐예요?

A 러닝 크루는 함께 달리기 때문에 안전이 가장 중요시된다. 수신호는 안전 언어다.

- ✋✋ **손을 든다:** 속도 조절 / 멈출 준비
- 👈👉 **좌/우 팔을 뻗는다:** 방향 전환 예고
- ✊👇 **주먹 쥐기 or 아래로 손 내리기:** 정지 / 장애물 주의
- ✌️☝️ **두 손가락/한 손가락:** 2열/1열로 정렬 / 좁은 길 진입

초보자는 수신호를 잘 몰라 충돌이나 낙오가 생기기 쉽기 때문에, 앞사람의 손을 잘 따라 보는 습관을 들이는 것이 좋다.

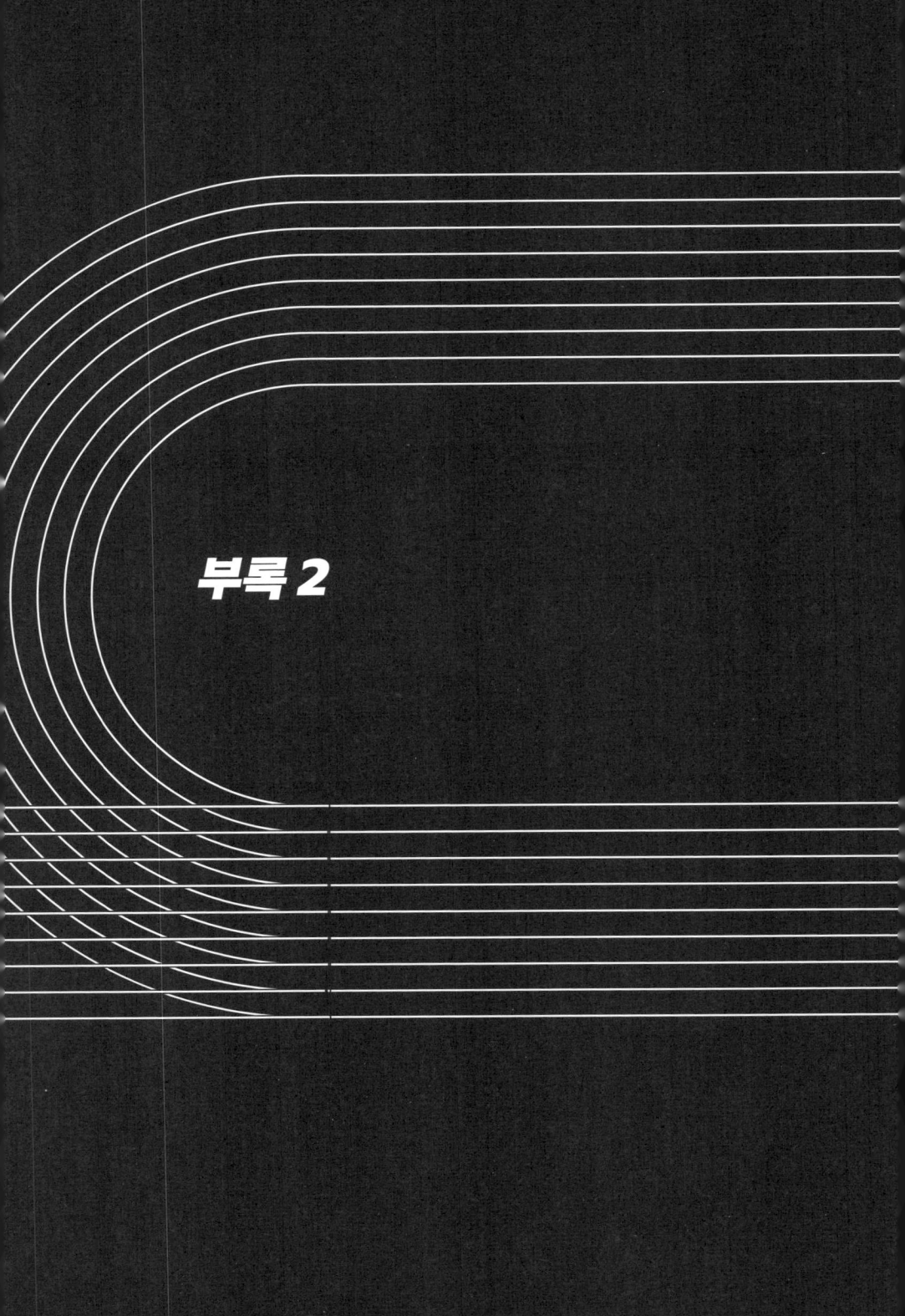
부록 2

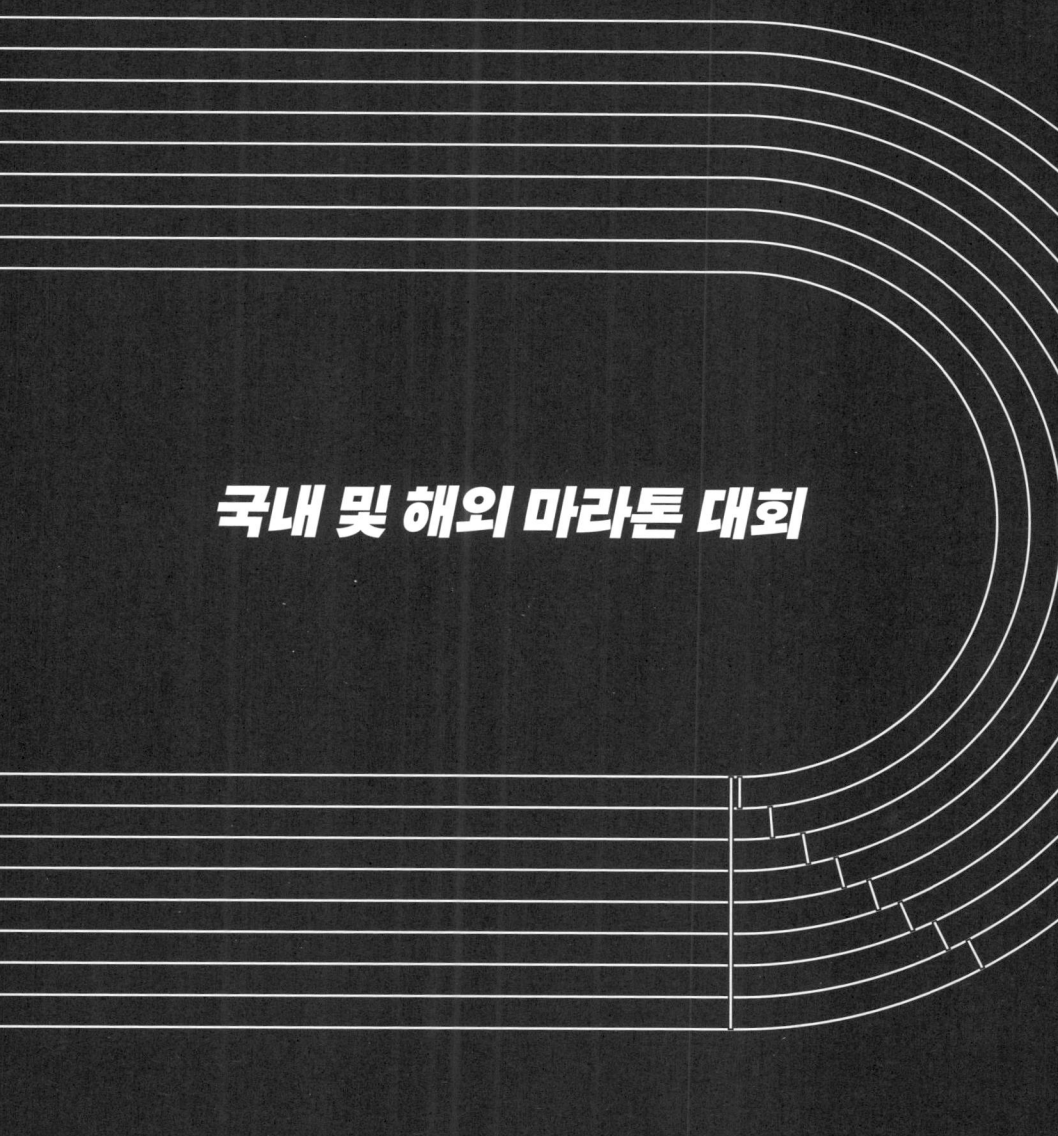

국내 및 해외 마라톤 대회

Running Bible

대한민국에서 열리는 주요 마라톤 대회

주말마다 한강을 가득 메운 러너들, 5분 만에 매진되는 러닝 대회, 그리고 '마라톤 완주'라는 목표를 향해 달리는 수많은 사람들. 러닝은 더 이상 일부 운동 마니아들의 취미가 아니다. 이제는 누구나 도전할 수 있는, 누구나 빠져드는 하나의 문화가 되었다.

러닝 붐이 본격적으로 터지자, 전국 각지에서는 크고 작은 마라톤 대회가 연이어 열리고 있다. 서울의 도심을 달리는 레이스부터, 제주 바닷길을 따라 이어지는 트레일 코스까지. 각 대회는 저마다의 매력을 품고 러너들을 유혹한다.

그렇다면, 지금 대한민국 러너들이 가장 주목하는 마라톤 대회는 무엇일까? 아래에 소개할 다섯 가지 대회는 현재 국내에서 가장 인기 있는 '핫한' 레이스들이다. 한 번쯤은 도전해볼 만한, 그리고 평생 기억에 남을 만한 대회들을 소개한다.

서울마라톤

"서울을 가로지르는 클래식한 레이스"

대한민국 마라톤의 상징과도 같은 서울마라톤은 1931년에 시작된 국내 유일의 골드라벨 대회다. 동대문을 출발해 올림픽공원 또는 잠실종합운동장까지 이어지는 코스는 서울의 심장을 통과하며 달리는 느낌을 준다. 상급 러너뿐 아니라 풀코스, 10km 등 다양한 코스로 구성되어 있어 모든 수준의 러너들이 도전할 수 있다.

- **개최 시기:** 매년 3월
- **개요:** 1931년에 시작되어 1964년부터 풀코스 마라톤으로 진행되고 있으며, 아시아에서 가장 오래된 마라톤 대회 중 하나다.

- **코스 특징:** 최근까지 결승점은 올림픽공원이나 잠실종합운동장 리뉴얼 후 잠실종합운동장으로 돌아갈 가능성이 높다.
- **참가자 규모:** 약 3만 명 이상
- **웹사이트:** https://seoul-marathon.com/

춘천마라톤

"춘천 가을의 전설을 달리다"

'달리는 낭만'이라는 표현이 있다면, 춘천마라톤이 그 예다. 춘천의 가을 단풍과 호수 풍경을 벗 삼아 달리는 이 대회는, 국내 러너들 사이에서 '가장 아름다운 코스'로 꼽힌다. 완만한 코스도 있지만 업다운의 다이내믹한 코스로 알려져 있다. 매년 10월 열리며, 전국 각지에서 수만 명이 몰려든다.

- **개최 시기:** 매년 10월
- **개요:** 1946년에 시작된 이 대회는 대한민국에서 두 번째로 오래된 마라톤 대회로, 조선일보가 주최한다.
- **코스 특징:** 춘천의 아름다운 자연경관을 따라 흐르는 북한강을 따라 펼쳐지는 코스로, 비교적 평탄한 코스다.
- **참가자 규모:** 약 2만 명
- **웹사이트:** http://www.chuncheonmarathon.com/

JTBC 서울마라톤

"국내에서 가장 세련된 도심 마라톤"

대한민국 수도 서울을 배경으로 펼쳐지는 JTBC 서울마라톤은, 서울 마라톤 중에서도 가장 감각적인 분위기를 자랑하는 대회다. 잠실종합운동장을 중심으로 한강을 끼고 도심을 달리는 코스는, 초보자와 숙련된 러너 모두에게 매력적이다. JTBC가 주관하는 만큼 운영의 퀄리티가 높고, 방송과 연계된 다채로운 콘텐츠가 제공된다.

- **개최 시기:** 매년 11월
- **개요:** 중앙일보가 주최하는 이 대회는 서울에서 두 번째 열리는 마라톤으로, 국제적인 대회로서의 위상을 갖추고 있다.
- **코스 특징:** 서울의 주요 도로를 따라 펼쳐지는 코스로, 다양한 문화재와 명소를 지난다.
- **참가자 규모:** 약 1만 명
- **웹사이트:** https://marathon.jtbc.com

경주마라톤

"달리면서 역사를 느끼는 코스"

천년 고도 경주를 배경으로 펼쳐지는 이 대회는, 단순한 레이스 그 이상이다. 첨성대, 안압지, 불국사 등 유적지를 지나며 과거와 현재를 잇는 독특한 경험을 선사한다. 국내외 러너들이 많이 찾는 국제대회로, 풀코스부터 하프, 10km까지 다양하게 운영된다.

- **개최 시기:** 매년 10월
- **개요:** 경주시는 역사와 문화의 도시로, 마라톤 대회도 그에 걸맞은 코스로 유명하다.
- **코스 특징:** 불국사, 석굴암 등 유네스코 세계문화유산을 지나는 코스로, 역사적인 유적지를 감상하며 달릴 수 있다.
- **참가자 규모:** 약 1만 명

- **웹사이트:** https://www.gyeongjumarathon.com

부산마라톤

"바다와 도시를 동시에 달리는 레이스"

해운대, 광안리, 수영강. 부산마라톤은 바다와 도심을 넘나드는 독특한 코스로 러너들에게 이색적인 경험을 선사한다. 부산 아시아드 주경기장을 출발해 탁 트인 해안도로를 따라 달리는 레이스는, 마치 여행을 하듯 달릴 수 있는 특별한 시간이 된다.

- **개최 시기:** 매년 4월
- **개요:** 부산시는 해안 도시로서의 매력을 지닌 마라톤 대회를 개최한다.
- **코스 특징:** 광안대교, 해운대 등 부산의 대표적인 해안 경관을 따라 펼쳐지는 코스로, 시원한 바다를 느끼며 달릴 수 있다.
- **참가자 규모:** 약 1만 명
- **웹사이트:** https://busan.raceplan.co.kr/

초보자 추천 대회

대한민국에서 초보 러너들이 참여하기 좋은 마라톤 대회는 비교적 난이도가 낮은 대회에 나가는 것이 좋다. 입문자 러너들은 주로 통제가 이루어지는 코스 대회 위주로 신청하는 것을 추천한다. 여기에 적합한 대회를 소개한다.

마라톤명	시기	사이트	코스	지역
서울마라톤	3월	seoul-marathon.com	10k	서울
경기수원국제 하프마라톤대회	3월	ggimarathon.com	10k	경기(수원)
인천국제 하프마라톤	3월	incheonmarathon.co.kr	5k, 10k	인천(문학경기장)
메르세데스-벤츠 기브앤 레이스	4월	givenrace.com	10k, 8k, 3k	부산 (광안리, 벡스코)
고양특례시 하프마라톤	4월	www.goyangmathon.com	5k, 10k	경기(고양, 일산)
DMZ 평화마라톤	4월	dmzmarathon.newstomato.com	5k, 10k	경기(파주)
경기마라톤대회	4월	kgmarathon.co.kr	5k, 10k	경기(수원)
서울하프마라톤	4월	seoulhalfmarathon.com	10k	서울(광화문)
화성 효 마라톤	5월	hscity-marathon.com	5k, 10k	경기(화성)
경포마라톤	10월	www.xn-289av7rnxbd06bmrc.com	5k, 10k	강원(강릉)
춘천마라톤	10월	chuncheonmarathon.com	10k	춘천
JTBC 서울마라톤	11월	marathon.jtbc.com	10k	서울

주요 하프마라톤 대회

대한민국에서 인기 있는 하프마라톤 대회는 비교적 짧은 거리(21.0975km)를 달리면서 마라톤에 도전하려는 러너들에게 적합하다. 하프마라톤은 풀코스를 준비하기 위한 좋은 단계가 될 수 있으며, 부담 없이 도전할 수 있는 마라톤 대회로 많은 러너들에게 인기가 많다. 대한민국에서 인기 있는 하프마라톤 대회들을 소개한다.

서울하프마라톤

- **개최 시기:** 매년 4월
- **추천 이유:** 서울의 주요 도로를 따라 펼쳐지는 코스를 제공한다. 많은 러너들이 참가하는 대회이며, 하프마라톤 대회로서 초보자부터 숙련자까지 다양한 레벨의 러너들이 참여할 수 있다.
- **코스 특징:** 서울 시내를 지나며, 한강을 따라 달릴 수 있어 경치가 매우 아름답고, 도로가 평탄해서 러너들이 편안하게 달릴 수 있다.

대구하프마라톤

- **개최 시기:** 매년 4월
- **추천 이유:** 대구의 대표적인 마라톤 대회로, 많은 러너들이 참가하는 대회다. 평탄한 도로와 친절한 대회 운영으로 러너들에게 좋은 평가를 받고 있다.

- **코스 특징:** 대구 시내를 통과하는 코스로, 주거 지역과 상업 지구를 지나며 적당한 난이도를 자랑한다. 초보자들도 편안하게 도전할 수 있는 코스다.

부산하프마라톤

- **개최 시기:** 매년 4월
- **추천 이유:** 부산에서 열리는 대표적인 하프마라톤 대회로, 해양 도시인 부산의 매력을 느끼며 달릴 수 있는 대회다. 바다를 따라 달리는 구간이 많아 매우 인상적이다.
- **코스 특징:** 광안대교, 해운대, 동백섬 등 부산의 아름다운 해변을 따라 달리는 코스다. 코스 난이도도 적당하여 초보자들이 도전하기 좋다.

인천하프마라톤

- **개최 시기:** 매년 3월
- **추천 이유:** 인천하프마라톤은 인천의 주요 도로를 따라 펼쳐지며, 초보자들이 참여하기에 부담 없는 코스다. 또한, 해양 도시인 인천에서 바다를 감상하며 달릴 수 있어 경치가 좋다.
- **코스 특징:** 인천의 해안선을 따라 달리며, 평탄한 도로가 많아 하프마라톤에 도전하기 좋은 코스다.

세계 러너들의 꿈, '세계 7대 마라톤'

2024년, 대한민국을 뒤흔든 러닝 열풍은 국경을 넘었다. 이제 많은 러너들이 국내 대회를 넘어, 세계 무대를 향하고 있다. 특히 '세계 7대 마라톤Abbott World Marathon Majors'은 전 세계 마라토너들이 한 번쯤은 완주를 꿈꾸는, 러닝계의 올림픽이라 불린다.

세계 7대 마라톤은 보스턴, 런던, 베를린, 시카고, 뉴욕, 도쿄, 그리고 새롭게 추가된 시드니 마라톤(2025년 정식 편입)까지 총 일곱 개 대회로 구성되어 있다. 이 대회들은 모두 오랜 역사와 권위를 자랑하며, 참가 자체만으로도 러너에게는 큰 영예다. 그렇다면 왜 이 7개 도시의 마라톤이 특별할까? 전 세계 러너들이 열망하는 '7대 마라톤'의 특징을 하나씩 살펴보자.

보스턴 마라톤 Boston Marathon

1897년 첫 개최되어 세계에서 가장 오래된 마라톤으로 '마라톤 역사 그 자체'다. 단순한 참가 신청만으로는 출전할 수 없고, 연령별 '퀄리파잉 타임(기준 기록)'을 충족해야만 한다. 러너들 사이에선 "보스턴은 달리는 것이 아니라, 자격을 따내는 것이다"라는 말이 있을 정도다.

- **개최 시기:** 매년 4월 셋째 주 월요일 (패트리어츠 데이)
- **접수 시기:** 전년도 9월 중순부터 시작되며, 참가 자격을 위한 기록 기준 있음
- **접수 사이트:** https://www.baa.org/
- **코스 특징:** 업힐과 다운힐이 반복되는 코스로, 특히 32km 지점의 '하트브레이크 힐'이 유명하다.

- **대회 특징:** 세계에서 가장 오래된 연례 마라톤 대회로, 엄격한 참가 기준과 열정적인 관중으로 유명하다.

런던 마라톤 London Marathon

기부 문화와 스포츠가 만나는 대회인 런던 마라톤은 세계에서 가장 큰 자선 마라톤으로 꼽힌다. 참가자 다수는 기부를 통해 출전 자격을 얻는다. 템스강, 런던아이, 버킹엄궁 등 세계적인 명소를 달리며, 런던의 클래식한 풍경 속에서 레이스가 펼쳐진다.

- **개최 시기:** 매년 4월
- **접수 시기:** 전년도 4월 말부터 5월 초까지 온라인 추첨 신청
- **접수 사이트:** https://www.virginmoneylondonmarathon.com/
- **코스 특징:** 템스강을 따라가며 타워 브리지, 버킹엄 궁전 등 런던의 주요 명소를 지남
- **대회 특징:** 많은 참가자와 자선 기금 모금 활동으로 유명하며, 빠른 코스로 알려져 있다.

베를린 마라톤 Berlin Marathon

세계기록의 도시로 '가장 빠른 마라톤 코스'로 유명하다. 세계신기록이 가장 자주 나오는 대회로, 엘리트 러너들에게는 '기록 경신의 무대'로 꼽힌다. 평탄한 지형과 쾌적한 날씨 덕분에 일반 러너들에게도 기록 경신의 기회가 열린다.

- **개최 시기:** 매년 9월 마지막 주말

- **접수 시기:** 전년도 10월부터 11월까지 추첨 신청
- **접수 사이트:** https://www.bmw-berlin-marathon.com/
- **코스 특징:** 평탄하고 직선적인 코스로, 세계기록이 자주 수립되는 곳이다.
- **대회 특징:** 세계에서 가장 빠른 마라톤 코스로 알려져 있으며, 브란덴부르크 문을 통과하는 피니시가 인상적이다.

시카고 마라톤 Chicago Marathon

다문화 도시 속 생생한 레이스 그 자체. 미국 중부 시카고의 활기찬 도시 분위기를 그대로 담은 대회. 날씨가 선선하고 코스가 평탄해 '입문자에게도 좋은 세계 마라톤'으로 불린다. 도시 곳곳에서 펼쳐지는 거리 응원과 열띤 분위기가 매력.

- **개최 시기:** 매년 10월 첫째 또는 둘째 주 일요일
- **접수 시기:** 전년도 10월 말부터 11월 말까지 추첨 신청
- **접수 사이트:** https://www.chicagomarathon.com/
- **코스 특징:** 평탄한 도심 코스로, 시카고의 다양한 지역을 통과한다.
- **대회 특징:** 빠른 코스와 변덕스러운 날씨로 유명하며, 다양한 문화권의 참가자들이 모인다.

뉴욕 시티 마라톤 New York City Marathon

세계에서 참가자가 가장 많은 마라톤, 뉴욕 시티 마라톤. 뉴욕 5개 보로(맨해튼, 브루클린, 퀸스, 브롱크스, 스태튼아일랜드)를 모두 달린다. 도전과 응원의 에너지로 가득한 이 대회는 '인생 마라톤'이라는 별명을 갖고 있다.

- **개최 시기:** 매년 11월 첫째 주 일요일
- **접수 시기:** 전년도 1월 중순부터 2월 중순까지 추첨 신청
- **접수 사이트:** https://www.nyrr.org/
- **코스 특징:** 뉴욕의 다섯 개 자치구를 모두 통과하며, 센트럴 파크에서 피니시
- **대회 특징:** 세계 최대 규모의 마라톤 대회로, 다양한 문화와 열정적인 관중이 특징이다.

도쿄 마라톤 Tokyo Marathon

아시아 유일의 메이저 대회, 도쿄 마라톤. 2007년 시작된 비교적 '젊은 대회'지만, 단숨에 세계 6대 마라톤에 합류했다. 일본 특유의 질서정연함과 세심한 운영이 돋보이며, 한국 러너들에게는 거리상 가장 가까운 세계 메이저 대회로 인기가 높다.

- **개최 시기:** 매년 3월 첫째 주 일요일
- **접수 시기:** 전년도 8월부터 9월까지 추첨 신청
- **접수 사이트:** 도쿄 마라톤 공식 웹사이트
- **코스 특징:** 도쿄의 주요 관광지를 지나며, 평탄한 코스로 구성된다.
- **대회 특징:** 아시아에서 유일한 월드 마라톤 메이저 대회로, 경쟁률이 높다.

시드니 마라톤 Sydney Marathon

세계 7대 마라톤의 새 얼굴. 2025년부터 공식적으로 합류 예정인 시드니 마라톤은 오페라 하우스, 하버 브리지 등 호주의 대표적인 랜드마크를 잇는 환상적인 코스로 전 세계 러너들의 주목을 받고 있다. 남반구의 유일한 메이저 대회라는 점에서 더욱 특별하다.

- **개최 시기:** 2025년 8월 31일
- **접수 시기:** 4월 중순 오픈
- **접수 사이트:** https://www.sydneymarathon.com/
- **코스 특징:** 시드니 오페라 하우스, 하버 브리지 등 주요 명소를 지나는 경로로, 해안가의 아름다운 풍경을 감상할 수 있다.
- **대회 특징:** 2025년부터 세계 7대 마라톤에 포함되었으며, 자연 경관과 도시의 역동성이 결합된 독특한 코스로 주목받는 중이다.

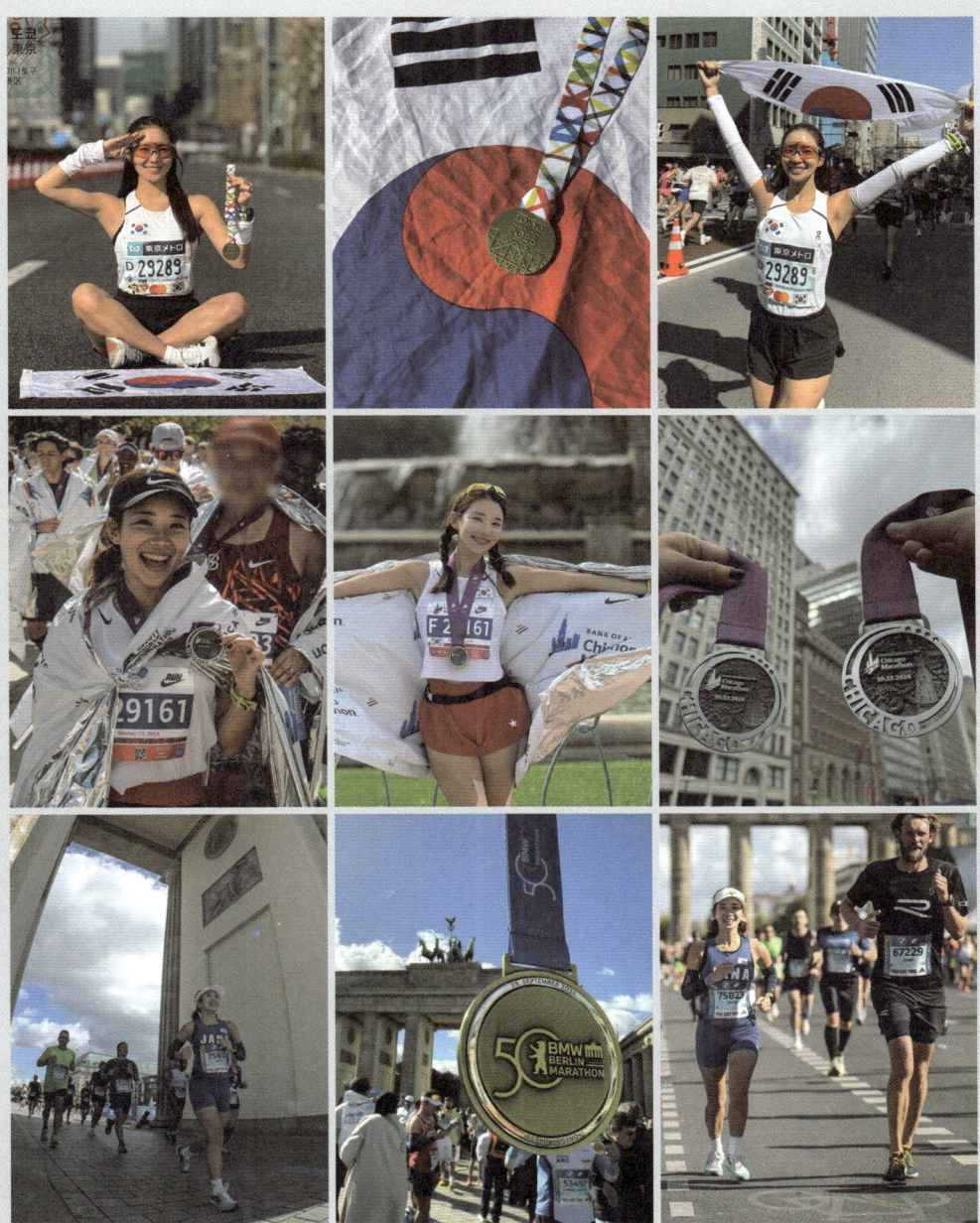

부록2. 국내 및 해외 마라톤 대회

추천하는 해외 마라톤 대회

세계 7대 마라톤 외에도, 대한민국 러너들이 한 번쯤 달려보고 싶어 하는 특별한 해외 마라톤들이 있다. 대자연 속을 달리거나, 유서 깊은 도시를 관통하며 현지 문화를 함께 느낄 수 있는 마라톤은 단순한 '기록' 그 이상을 선물해 준다. 기록, 감성, 경험 모두를 만족시킬 수 있는 5개 해외 마라톤을 소개한다.

파리 마라톤 Schneider Electric Marathon de Paris

예술과 역사를 달리는 마라톤으로 세계에서 가장 아름다운 마라톤 코스 중 하나. 개선문, 루브르 박물관, 에펠탑, 센느강을 지나며 파리의 클래식한 풍경을 만끽할 수 있다. 도시 전체가 러너에게 열려 있는 느낌을 주는 대회로, 유럽 마라톤을 처음 경험하는 러너에게 추천한다.

- **대회 시기:** 2025년 4월 13일
- **접수 시기:** (1차 얼리버드) 2024년 4월 10일 오픈
- **접수 사이트:** parismarathon.com
- **코스 특징:** 샹젤리제 거리에서 출발하여 에펠탑, 노트르담 대성당 등 파리의 주요 명소를 지나는 코스로, 비교적 평탄하여 기록 경신에 유리하다.
- **대회 특징:** 매년 약 5만 명의 러너가 참가하는 대규모 대회다.

골드코스트 마라톤 Gold Coast Marathon

겨울에 즐기는 여름 마라톤으로 호주 퀸즐랜드주의 해안선을 따라 펼쳐지는 이 마라톤은 따뜻한 기후와 아름다운 해변 경관 덕분에 겨울 시즌 최고의 러닝 여행지로 꼽힌다. 기록 단축에 유리한 평지 코스도 인기의 이유다.

- **대회 시기:** 2025년 7월 5~6일
- **접수 시기:** 2024년 12월~2025년 6월
- **접수 사이트:** goldcoastmarathon.com.au
- **코스 특징:** 해변을 따라 펼쳐지는 평탄하고 시원한 코스다.
- **대회 특징:** 비교적 쾌적한 기후, 가족 단위 참가도 많아 여행과 병행하기 좋다.

바르셀로나 마라톤 Zurich Marató Barcelona

지중해 도시를 달리는 예술적 레이스, 바르셀로나 마라톤. 가우디의 도시 바르셀로나를 배경으로 펼쳐지는 이 마라톤은 거리마다 문화적 감성이 물씬 풍긴다. 사그라다 파밀리아, 카사 밀라 등 건축물과 함께 러너들의 사진이 작품이 된다.

- **대회 시기:** 2025년 3월 16일
- **접수 시기:** 2024년 5월~2025년 3월
- **접수 사이트:** zbm.cat
- **코스 특징:** 유럽 도시 특유의 매끄러운 도심 순환 코스다.
- **대회 특징:** 관광과 러닝을 동시에 즐길 수 있는 감성 마라톤이다.

케이프타운 마라톤 Sanlam Cape Town Marathon

아프리카 대륙의 매력을 달릴 수 있는 레이스. 아프리카에서 유일하게 IAAF 골드라벨 인증을 받은 마라톤이다. 테이블 마운틴과 해변, 도심을 아우르며 남아공의 다채로운 자연을 체감할 수 있다.

- **대회 시기:** 매년 10월
- **접수 시기:** 2025년 6월
- **접수 사이트:** capetownmarathon.com
- **코스 특징:** 자연과 도시가 어우러진 코스로 기후 변화 체크 필수!
- **대회 특징:** 아프리카 문화와 에너지 넘치는 응원 분위기.

아테네 마라톤 Athens Authentic Marathon

마라톤의 원조, '42.195km의 역사'를 달리는 길. 세계 최초의 마라톤 기원을 간직한 대회. 고대 마라톤 평원에서 출발해 아테네의 파나티나이코 스타디움까지 달리는 이 코스는 '진짜 마라톤'을 경험하고자 하는 러너들의 로망이다. 고대 전사의 발걸음을 따라, 유럽의 가을 햇살 아래 올리브 나무 사이를 달린다.

- **대회 시기:** 매년 11월 중순
- **접수 시기:** 5~8월(선착순, 조기 마감 주의)
- **접수 사이트:** www.athensauthenticmarathon.gr
- **코스 특징:** 고대 마라톤 경로 / 초반 평지 → 중반 오르막 / 역사적 감동 도심, 해저터널, 고속도로 등 변화무쌍한 구성.
- **대회 특징:** '마라톤의 본질'을 느낄 수 있는 대회로 전 세계 러너의 성지다.

이처럼 세계에는 7대 마라톤 외에도 대한민국 러너들의 취향을 저격할 만한 마라톤 대회가 무궁무진하다. 기록을 노려도 좋고, 여행처럼 즐겨도 좋다. 러닝은 결국 '어디서 누구와 어떻게 달렸는가'라는 경험으로 남는다. 이제는 지구 반대편도, 달릴 이유가 된다.

해외 여행하면서 즐길 수 있는 마라톤 대회

이번에는 여행지로도 인기 높은 특별한 5개 마라톤을 소개하겠다. 익숙한 관광지가 마라톤 코스로 바뀌는 순간, 그 도시는 완전히 새로운 감동으로 다가온다.

괌 국제 마라톤 United Airlines Guam Marathon

푸른 바다를 따라, '러닝+휴양'의 정석 마라톤. 괌은 단순한 여행지가 아니다. 매년 4월, 괌의 해안선을 따라 달리는 국제 마라톤이 열린다. 에메랄드빛 바다를 보며 달리는 코스는 한국 러너들에게 가장 인기 있는 '힐링 마라톤' 중 하나다. 가족 여행과 함께하기에도 좋다.

- **대회 시기:** 매년 4월 중순 개최
- **접수 시기:** 전년도 9월부터 접수가 시작되며, 대회 직전까지 등록 가능
- **접수 사이트:** https://unitedguammarathon.com/
- **코스 특징:** 투몬 베이를 따라 펼쳐진 해안 도로를 달리는 코스로, 아름다운 바다 풍경을 감상할 수 있다.

- **대회 특징:** 열대 기후와 해안 경치를 즐길 수 있는 대회로, 다양한 문화 행사와 축제가 함께 열린다.

하노이 국제 마라톤 VPBank Hanoi Marathon

아시아의 고도, 하노이의 새벽을 달리는 대회. 하노이의 중심을 가로지르는 이 대회는 호안끼엠 호수와 구시가지, 정부 청사 등을 지나며 베트남 수도의 다양한 얼굴을 보여준다. 덥고 습한 날씨를 피하기 위해 대부분 이른 새벽에 시작된다.

- **대회 시기:** 2025년 11월 9일
- **접수 시기:** 전년도 12월부터 접수가 시작되며, 대회 약 한 달 전까지 등록 가능
- **접수 사이트:** https://hanoimarathon.vn/
- **코스 특징:** 호안끼엠 호수, 바딘 광장 등 하노이의 역사적 명소를 지나는 코스로, 도시의 전통과 현대를 동시에 경험할 수 있다.
- **대회 특징:** 베트남의 대표적인 국제 마라톤 대회로, 다양한 문화 공연과 지역 음식을 즐길 수 있는 기회를 제공한다.

하와이 호놀룰루 마라톤 Honolulu Marathon

지상에서 가장 낭만적인 마라톤. 하와이 와이키키 해변과 다이아몬드 헤드를 배경으로 펼쳐지는 호놀룰루 마라톤은 전 세계 러너들이 꿈꾸는 대표적 여행형 마라톤이다. 기록보다는 '즐기는 러닝'이 중심이며, 제한시간이 없어 처음 도전하는 이들에게도 부담이 작다.

- **대회 시기:** 매년 12월 둘째 주 일요일 개최

- **접수 시기:** 전년도 1월부터 접수 시작, 대회 직전까지 등록 가능
- **접수 사이트:** https://www.honolulumarathon.org/
- **코스 특징:** 알로하 타워, 와이키키 해변, 다이아몬드 헤드 등 하와이의 대표적인 명소를 지나는 코스로, 열대 풍경과 해안선을 감상할 수 있다.
- **대회 특징:** 제한 시간이 없어 완주에 대한 부담이 작으며, 전 세계 러너들이 참여하는 축제 분위기의 대회다.

홍콩 마라톤 Standard Chartered Hong Kong Marathon

글로벌 도시를 관통하는 초대형 레이스. 홍콩의 도시 구조를 그대로 반영한 이 코스는 고가도로, 해저 터널, 해안 도로 등을 종단하며 마치 영화 속을 달리는 듯한 느낌을 준다. 아시아에서 가장 규모가 큰 도시형 마라톤 중 하나로, 국제 참가자 비율도 높다.

- **대회 시기:** 2025년 2월 9일
- **접수 시기:** 9~11월경(추첨제)
- **접수 사이트:** hkmarathon.com
- **코스 특징:** 도심, 해저 터널, 고속도로 등 변화무쌍한 구성
- **대회 특징:** 아시아 최대 규모의 마라톤으로서 홍콩 도심 코스로 구성되어 있다.

삿포로 마라톤 Sapporo Marathon

일본 북쪽 끝, 단풍과 함께 달릴 수 있는 레이스. 세계 7대 마라톤인 도쿄마라톤의 경쟁률이 높다면, 삿포로 마라톤이 훌륭한 대안이다. 가을 단풍과 시원한 공기를 마시며 달리는 코스는 계절감이 뚜렷하고 쾌적하다.

- **대회 시기:** 매년 10월 초
- **접수 시기:** 6~7월경
- **접수 사이트:** sapporo-sport.jp
- **코스 특징:** 초가을의 시원한 날씨, 공원과 강변을 지나는 안정된 코스
- **대회 특징:** 한국에서의 접근성 / 깔끔한 운영 시스템 / 일본식 정갈함

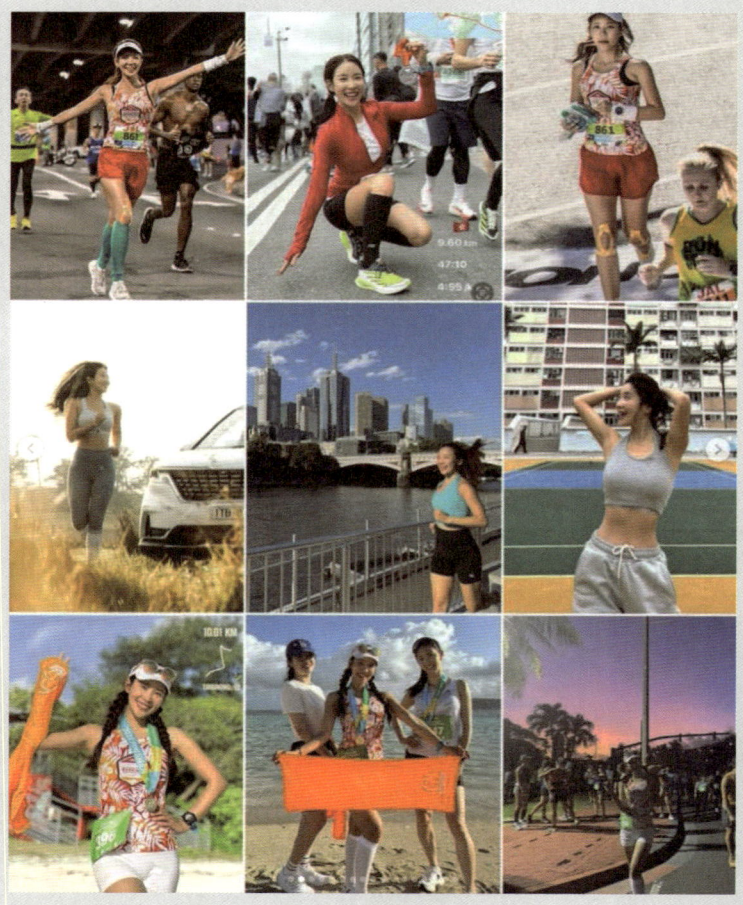

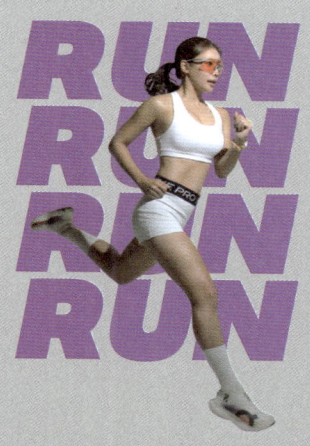

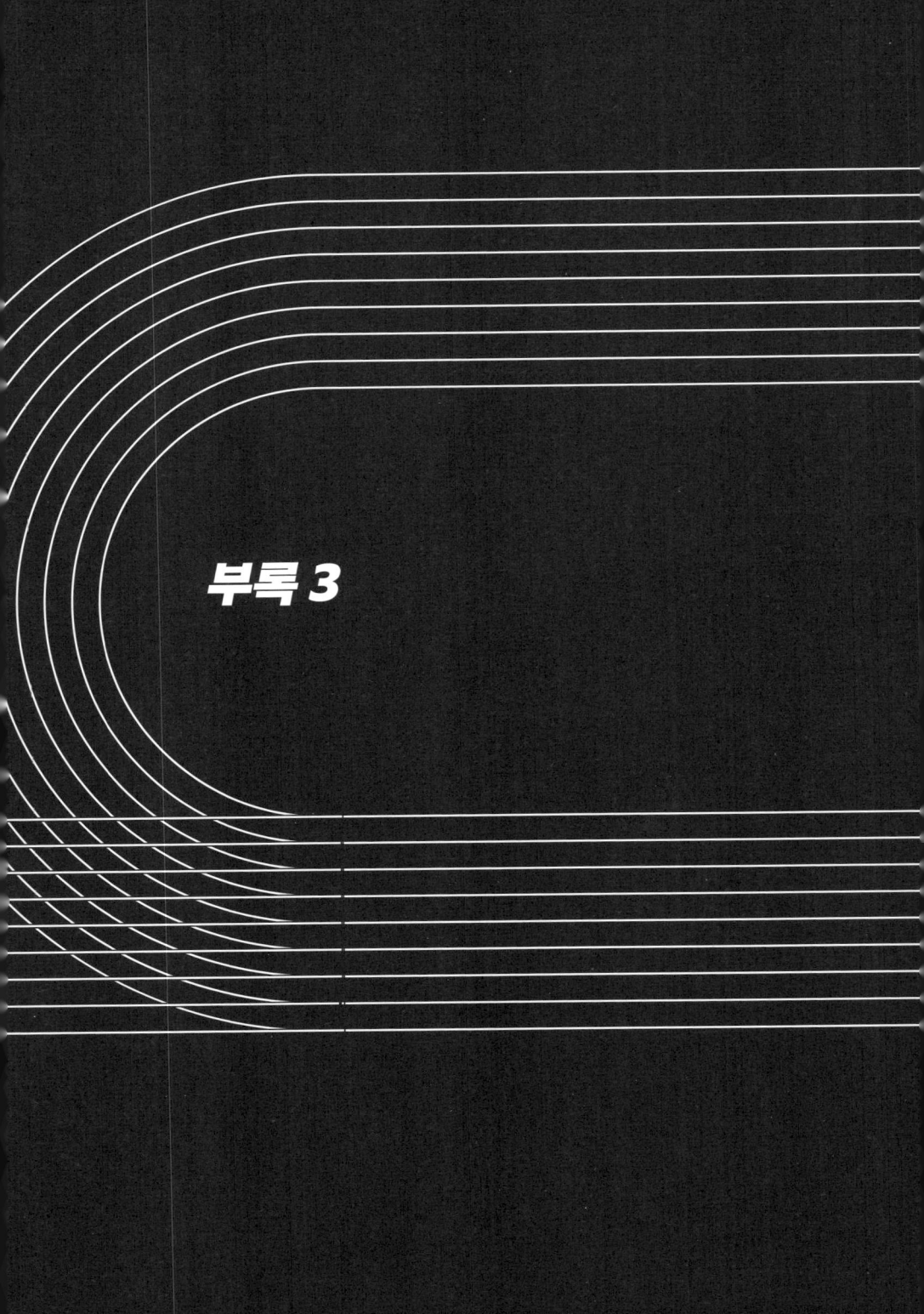
부록 3

페이스 차트

시속	100m	400m	Full	1km	Half	5km	10km
23.2	0:15.5	1:02	1:49:01	2:35	54:31	12:55	25:50
22.5	0:16	1:04	1:52:32	2:40	56:16	13:20	26:40
21.8	0:16.5	1:06	1:56:03	2:45	58:02	13:45	27:30
21.1	0:17	1:08	1:59:34	2:50	59:47	14:10	28:20
20.5	0:17.5	1:10	2:03:05	2:55	1:01:33	14:35	29:10
20.0	0:18	1:12	2:06:36	3:00	1:03:18	15:00	30:00
19.4	0:18.5	1:14	2:10:07	3:05	1:05:04	15:25	30:50
18.9	0:19	1:16	2:13:38	3:10	1:06:49	15:50	31:40
18.4	0:19.5	1:18	2:17:09	3:15	1:08:35	16:15	32:30
18.0	0:20	1:20	2:20:39	3:20	1:10:20	16:40	33:20
17.5	0:20.5	1:22	2:24:10	3:25	1:12:05	17:05	34:10
17.1	0:21	1:24	2:27:41	3:30	1:13:51	17:30	35:00
16.7	0:21.5	1:26	2:31:12	3:35	1:15:36	17:55	35:50
16.3	0:22	1:28	2:34:43	3:40	1:17:22	18:20	36:40
16.0	0:22.5	1:30	2:38:14	3:45	1:19:07	18:45	37:30
15.6	0:23	1:32	2:41:45	3:50	1:20:53	19:10	38:20
15.3	0:23.5	1:34	2:45:16	3:55	1:22:38	19:35	39:10
15.0	0:24	1:36	2:48:47	4:00	1:24:24	20:00	40:00
14.6	0:24.5	1:38	2:52:18	4:05	1:26:09	20:25	40:50
14.4	0:25	1:40	2:55:49	4:10	1:27:55	20:50	41:40
14.1	0:25.5	1:42	2:59:20	4:15	1:29:40	21:15	42:30
13.8	0:26	1:44	3:02:51	4:20	1:31:26	21:40	43:20
13.5	0:26.5	1:46	3:06:22	4:25	1:33:11	22:05	44:10
13.3	0:27	1:48	3:09:53	4:30	1:34:57	22:30	45:00
13.0	0:27.5	1:50	3:13:24	4:35	1:36:42	22:55	45:50
12.8	0:28	1:52	3:16:55	4:40	1:38:28	23:20	46:40
12.6	0:28.5	1:54	3:20:26	4:45	1:40:13	23:45	47:30
12.4	0:29	1:56	3:23:57	4:50	1:41:59	24:10	48:20
12.2	0:29.5	1:58	3:27:28	4:55	1:43:44	24:35	49:10
12.0	0:30	2:00	3:30:59	5:00	1:45:30	25:00	50:00
11.8	0:30.5	2:02	3:34:30	5:05	1:47:15	25:25	50:50
11.6	0:31	2:04	3:38:01	5:10	1:49:01	25:50	51:40
11.4	0:31.5	2:06	3:41:32	5:15	1:50:46	26:15	52:30
11.2	0:32	2:08	3:45:03	5:20	1:52:32	26:40	53:20
11.0	0:32.5	2:10	3:48:34	5:25	1:54:17	27:05	54:10
10.9	0:33	2:12	3:52:05	5:30	1:56:03	27:30	55:00
10.7	0:33.5	2:14	3:55:36	5:35	1:57:48	27:55	55:50
10.5	0:34	2:16	3:59:07	5:40	1:59:34	28:20	56:40
10.4	0:34.5	2:18	4:02:38	5:45	2:01:19	28:45	57:30
10.2	0:35	2:20	4:06:09	5:50	2:03:05	29:10	58:20
10.1	0:35.5	2:22	4:09:40	5:55	2:04:50	29:35	59:10
10.0	0:36	2:24	4:13:11	6:00	2:06:36	30:00	1:00:00
9.8	0:36.5	2:26	4:16:42	6:05	2:08:21	30:25	1:00:50
9.7	0:37	2:28	4:20:13	6:10	2:10:07	30:50	1:01:40
9.6	0:37.5	2:30	4:23:44	6:15	2:11:52	31:15	1:02:30
9.4	0:38	2:32	4:27:15	6:20	2:13:38	31:40	1:03:20
9.3	0:38.5	2:34	4:30:46	6:25	2:15:23	32:05	1:04:10
9.2	0:39	2:36	4:34:17	6:30	2:17:09	32:30	1:05:00
9.1	0:39.5	2:38	4:37:48	6:35	2:18:54	32:55	1:05:50
9.0	0:40	2:40	4:41:18	6:40	2:20:39	33:20	1:06:40
8.9	0:40.5	2:42	4:44:49	6:45	2:22:25	33:45	1:07:30
8.8	0:41	2:44	4:48:20	6:50	2:24:10	34:10	1:08:20
8.7	0:41.5	2:46	4:51:51	6:55	2:25:56	34:35	1:09:10
8.6	0:42	2:48	4:55:22	7:00	2:27:41	35:00	1:10:00
8.5	0:42.5	2:50	4:58:53	7:05	2:29:27	35:25	1:10:50
8.4	0:43	2:52	5:02:24	7:10	2:31:12	35:50	1:11:40
8.3	0:43.5	2:54	5:05:55	7:15	2:32:58	36:15	1:12:30
8.2	0:44	2:56	5:09:26	7:20	2:34:43	36:40	1:13:20
8.1	0:44.5	2:58	5:12:57	7:25	2:36:29	37:05	1:14:10
8.0	0:45	3:00	5:16:28	7:30	2:38:14	37:30	1:15:00
7.9	0:45.5	3:02	5:19:59	7:35	2:40:00	37:55	1:15:50
7.8	0:46	3:04	5:23:30	7:40	2:41:45	38:20	1:16:40

시속	15km	20km	Half	25km	30km	35km	40km	Full
23.2	38:45	51:40	54:31	1:04:35	1:17:30	1:30:25	1:43:20	1:49:01
22.5	40:00	53:20	56:16	1:06:40	1:20:00	1:33:20	1:46:40	1:52:32
21.8	41:15	55:00	58:02	1:08:45	1:22:30	1:36:15	1:50:00	1:56:03
21.1	42:30	56:40	59:47	1:10:50	1:25:00	1:39:10	1:53:20	1:59:34
20.5	43:45	58:20	1:01:33	1:12:55	1:27:30	1:42:05	1:56:40	2:03:05
20.0	45:00	1:00:00	1:03:18	1:15:00	1:30:00	1:45:00	2:00:00	2:06:36
19.4	46:15	1:01:40	1:05:04	1:17:05	1:32:30	1:47:55	2:03:20	2:10:07
18.9	47:30	1:03:20	1:06:49	1:19:10	1:35:00	1:50:50	2:06:40	2:13:38
18.4	48:45	1:05:00	1:08:35	1:21:15	1:37:30	1:53:45	2:10:00	2:17:09
18.0	50:00	1:06:40	1:10:20	1:23:20	1:40:00	1:56:40	2:13:20	2:20:39
17.5	51:15	1:08:20	1:12:05	1:25:25	1:42:30	1:59:35	2:16:40	2:24:10
17.1	52:30	1:10:00	1:13:51	1:27:30	1:45:00	2:02:30	2:20:00	2:27:41
16.7	53:45	1:11:40	1:15:36	1:29:35	1:47:30	2:05:25	2:23:20	2:31:12
16.3	55:00	1:13:20	1:17:22	1:31:40	1:50:00	2:08:20	2:26:40	2:34:43
16.0	56:15	1:15:00	1:19:07	1:33:45	1:52:30	2:11:15	2:30:00	2:38:14
15.6	57:30	1:16:40	1:20:53	1:35:50	1:55:00	2:14:10	2:33:20	2:41:45
15.3	58:45	1:18:20	1:22:38	1:37:55	1:57:30	2:17:05	2:36:40	2:45:16
15.0	1:00:00	1:20:00	1:24:24	1:40:00	2:00:00	2:20:00	2:40:00	2:48:47
14.6	1:01:15	1:21:40	1:26:09	1:42:05	2:02:30	2:22:55	2:43:20	2:52:18
14.4	1:02:30	1:23:20	1:27:55	1:44:10	2:05:00	2:25:50	2:46:40	2:55:49
14.1	1:03:45	1:25:00	1:29:40	1:46:15	2:07:30	2:28:45	2:50:00	2:59:20
13.8	1:05:00	1:26:40	1:31:26	1:48:20	2:10:00	2:31:40	2:53:20	3:02:51
13.5	1:06:15	1:28:20	1:33:11	1:50:25	2:12:30	2:34:35	2:56:40	3:06:22
13.3	1:07:30	1:30:00	1:34:57	1:52:30	2:15:00	2:37:30	3:00:00	3:09:53
13.0	1:08:45	1:31:40	1:36:42	1:54:35	2:17:30	2:40:25	3:03:20	3:13:24
12.8	1:10:00	1:33:20	1:38:28	1:56:40	2:20:00	2:43:20	3:06:40	3:16:55
12.6	1:11:15	1:35:00	1:40:13	1:58:45	2:22:30	2:46:15	3:10:00	3:20:26
12.4	1:12:30	1:36:40	1:41:59	2:00:50	2:25:00	2:49:10	3:13:20	3:23:57
12.2	1:13:45	1:38:20	1:43:44	2:02:55	2:27:30	2:52:05	3:16:40	3:27:28
12.0	1:15:00	1:40:00	1:45:30	2:05:00	2:30:00	2:55:00	3:20:00	3:30:59
11.8	1:16:15	1:41:40	1:47:15	2:07:05	2:32:30	2:57:55	3:23:20	3:34:30
11.6	1:17:30	1:43:20	1:49:01	2:09:10	2:35:00	3:00:50	3:26:40	3:38:01
11.4	1:18:45	1:45:00	1:50:46	2:11:15	2:37:30	3:03:45	3:30:00	3:41:32
11.2	1:20:00	1:46:40	1:52:32	2:13:20	2:40:00	3:06:40	3:33:20	3:45:03
11.0	1:21:15	1:48:20	1:54:17	2:15:25	2:42:30	3:09:35	3:36:40	3:48:34
10.9	1:22:30	1:50:00	1:56:03	2:17:30	2:45:00	3:12:30	3:40:00	3:52:05
10.7	1:23:45	1:51:40	1:57:48	2:19:35	2:47:30	3:15:25	3:43:20	3:55:36
10.5	1:25:00	1:53:20	1:59:34	2:21:40	2:50:00	3:18:20	3:46:40	3:59:07
10.4	1:26:15	1:55:00	2:01:19	2:23:45	2:52:30	3:21:15	3:50:00	4:02:38
10.2	1:27:30	1:56:40	2:03:05	2:25:50	2:55:00	3:24:10	3:53:20	4:06:09
10.1	1:28:45	1:58:20	2:04:50	2:27:55	2:57:30	3:27:05	3:56:40	4:09:40
10.0	1:30:00	2:00:00	2:06:36	2:30:00	3:00:00	3:30:00	4:00:00	4:13:11
9.8	1:31:15	2:01:40	2:08:21	2:32:05	3:02:30	3:32:55	4:03:20	4:16:42
9.7	1:32:30	2:03:20	2:10:07	2:34:10	3:05:00	3:35:50	4:06:40	4:20:13
9.6	1:33:45	2:05:00	2:11:52	2:36:15	3:07:30	3:38:45	4:10:00	4:23:44
9.4	1:35:00	2:06:40	2:13:38	2:38:20	3:10:00	3:41:40	4:13:20	4:27:15
9.3	1:36:15	2:08:20	2:15:23	2:40:25	3:12:30	3:44:35	4:16:40	4:30:46
9.2	1:37:30	2:10:00	2:17:09	2:42:30	3:15:00	3:47:30	4:20:00	4:34:17
9.1	1:38:45	2:11:40	2:18:54	2:44:35	3:17:30	3:50:25	4:23:20	4:37:48
9.0	1:40:00	2:13:20	2:20:39	2:46:40	3:20:00	3:53:20	4:26:40	4:41:18
8.9	1:41:15	2:15:00	2:22:25	2:48:45	3:22:30	3:56:15	4:30:00	4:44:49
8.8	1:42:30	2:16:40	2:24:10	2:50:50	3:25:00	3:59:10	4:33:20	4:48:20
8.7	1:43:45	2:18:20	2:25:56	2:52:55	3:27:30	4:02:05	4:36:40	4:51:51
8.6	1:45:00	2:20:00	2:27:41	2:55:00	3:30:00	4:05:00	4:40:00	4:55:22
8.5	1:46:15	2:21:40	2:29:27	2:57:05	3:32:30	4:07:55	4:43:20	4:58:53
8.4	1:47:30	2:23:20	2:31:12	2:59:10	3:35:00	4:10:50	4:46:40	5:02:24
8.3	1:48:45	2:25:00	2:32:58	3:01:15	3:37:30	4:13:45	4:50:00	5:05:55
8.2	1:50:00	2:26:40	2:34:43	3:03:20	3:40:00	4:16:40	4:53:20	5:09:26
8.1	1:51:15	2:28:20	2:36:29	3:05:25	3:42:30	4:19:35	4:56:40	5:12:57
8.0	1:52:30	2:30:00	2:38:14	3:07:30	3:45:00	4:22:30	5:00:00	5:16:28
7.9	1:53:45	2:31:40	2:40:00	3:09:35	3:47:30	4:25:25	5:03:20	5:19:59
7.8	1:55:00	2:33:20	2:41:45	3:11:40	3:50:00	4:28:20	5:06:40	5:23:30

부록3. 페이스 차트

러닝 바이블

초판 1쇄 2025년 7월 5일
글 | 박지혜, 함연식

발행인 | 박장희
대표이사 겸 제작총괄 | 신용호
본부장 | 이정아
책임편집 | 서정욱
기획위원 | 박정호
마케팅 | 김주희 이현지 한륜아

디자인 | 유어텍스트
표지 사진 | 김남욱
내지 사진 | 배상길

발행처 | 중앙일보에스(주)
주소 | (03909) 서울시 마포구 상암산로 48-6
등록 | 2008년 1월 25일 제2014-000178호
문의 | jbooks@joongang.co.kr
홈페이지 | jbooks.joins.com
인스타그램 | @j_books

ⓒ 박지혜, 함연식, 2025

ISBN 978-89-278-8095-0(13690)

· 이 책은 저작권법에 따라 보호받는 저작물이므로 무단 전재와 무단 복제를 금하며 책 내용의 전부 또는 일부를 이용하려면 반드시 저작권자와 중앙일보에스(주)의 서면 동의를 받아야 합니다.
· 책값은 뒤표지에 있습니다.
· 잘못된 책은 구입처에서 바꿔 드립니다.

중앙북스는 중앙일보에스㈜의 단행본 출판 브랜드입니다.